S.O.S
TÓXICOS
HORMONALES

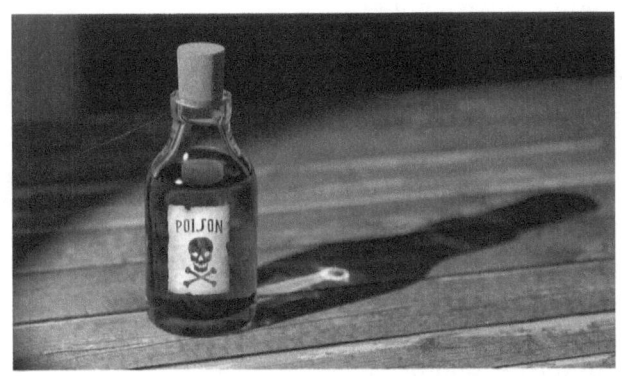

Dr. Mario Vega Carbó
Endocrinólogo

Primera Edición, 2020

Tabla de contenido

Introducción

Convivimos con ellos a diario. Están presentes en el aire, en la tierra, en el agua, en las bebidas, en los alimentos, en los elementos de limpieza y de higiene personal, y en miles de otros productos. Lo peor de todo es que, sin que lo sepamos, afectan seriamente a nuestro cuerpo, nuestra salud, y también la de nuestros hijos.

Estamos hablando de los disruptores endocrinos, una serie de sustancias químicas o biológicas, generalmente producidas por el hombre, que alteran las glándulas encargadas de la secreción natural de las hormonas que regulan nuestro organismo. Estos contaminantes "imperceptibles", pueden comprometer gravemente la salud de las personas y el equilibrio ecológico de todo el medio ambiente.

Los disruptores endocrinos pueden producir cambios neurológicos y del comportamiento, interferir en el funcionamiento de la tiroides, afectar la salud reproductiva, debilitar el sistema inmunológico y alterar el desarrollo sexual, entre otras consecuencias. Además, puede aumentar los riesgos de diabetes, obesidad y ciertos tipos de cáncer.

Para conocer más sobre este tema, el doctor Mario Vega Carbó, médico especialista en endocrinología, presenta en su primera edición, *SOS Tóxicos hormonales*, un recurso informativo que educará a la población sobre un tema tan importante como preocupante, con el cual estamos en constante interacción.

Dividido en cuatro secciones que abarcan desde generalidades, sustancias tóxicas, efectos sobre la salud, y conclusiones; es un libro de lectura rápida, con lenguaje claro y sencillo, para la instrucción de todo tipo de público.

La primera parte del texto define los disruptores endocrinos como sustancias capaces de alterar el equilibrio hormonal y la regulación del desarrollo embrionario, pudiendo provocar efectos nocivos sobre la salud. Los mismos pueden interferir, aumentar, bloquear o disminuir las señales químicas de las hormonas, enviando mensajes confusos al organismo y generando consecuencias diversas, tales como trastornos relacionados con la salud reproductiva de la mujer (cáncer de mama y de vagina, infertilidad, quistes ováricos, endometriosis, abortos espontáneos, síndrome de ovario poliquístico, pubertad precoz, entre algunos ejemplos), con la función reproductora masculina (cáncer de próstata y de testículos, disminución de la calidad del semen, infertilidad, criptorquidia, malformaciones congénitas), así como complicaciones metabólicas que comprometen la calidad de vida de las personas (síndrome metabólico, diabetes, obesidad).

Por otro lado, el sistema nervioso también es uno de los blancos de los disruptores endocrinos. Desde trastornos neurológicos durante el desarrollo embrionario hasta enfermedades psiquiátricas y neurológicas (cambios de conducta, déficit de atención e hiperactividad, menor capacidad para manejar el estrés, agresividad, autismo, Parkinson) tienen un fuerte componente ambiental influenciado por estos peligrosos contaminantes.

El presente libro se enfoca en exponer las influencias y alteraciones causadas por los llamados disruptores endocrinos sobre las glándulas del cuerpo; el lector podrá conocer las alteraciones en la función tiroidea, anomalías en los tractos reproductivos, desviaciones sexuales y trastornos cardiovasculares, entre otras afecciones de la salud relacionadas, así como las secuelas e impactos en la persona y en las próximas generaciones.

Este texto se propone ofrecer el conocimiento apropiado para despertar conciencia en relación a la grave problemática que los tóxicos ambientales representan para la salud, así como despertar el interés por desarrollar medidas de prevención en todos los niveles de actuación. Queda invitado a dar un paso adelante por su salud y cuidado a través de la lectura de *"SOS. Tóxicos hormonales"*.

Parte I. Tóxicos. Aspectos Generales

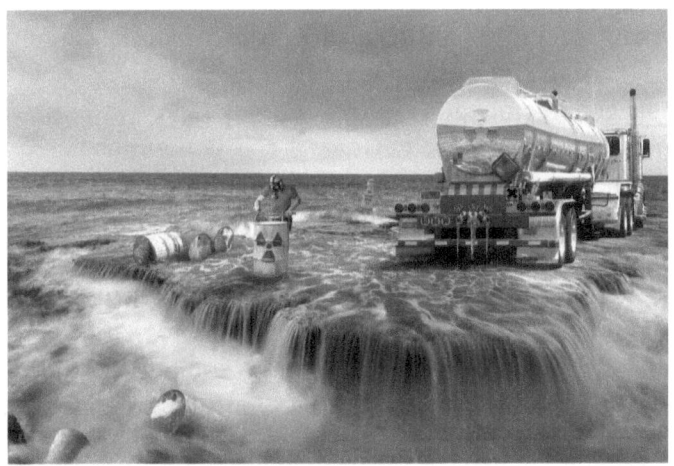

Capítulo 1. En medio de un mundo de químicos

Si reuniéramos a diez personas de distintas edades y profesiones en el salón donde te encuentras justo ahora, a cada uno de ellos podrías hablarle sobre un tema diferente de contaminación ambiental y en su expresión facial seguro verías reconocimiento.

La contaminación es un tema que no escapa a la compresión de nadie, desde nuestra etapa pre-escolar hemos escuchado sobre la generación de residuos, el reciclaje y la emisión de sustancias tóxicas, sabiendo que dicha contaminación puede enfermarnos gravemente y cuando esto sucede no hay marcha atrás.

Así lo demuestran los datos de la Agencia Europea de Medioambiente en el año 2013, donde se registran cerca de 30.000 fallecimientos por exposición a dióxido de nitrógeno, pequeñas partículas suspendidas en el aire y el ozono. Ciertas enfermedades neurológicas, desórdenes metabólicos y algunos tipos de cánceres, como verás más adelante en este libro, son producidos en el organismo por agentes ambientales, incluso más que por condiciones genéticas o actitudes insalubres en el paciente.

Pero, no somos los únicos afectados. De hecho, todo el reino animal padece ante la contaminación. En los últimos 69 años se han descubierto alteraciones nada despreciables en diversas especies a lo ancho del planeta. En el Lago de Michigan, Estados Unidos, las águilas y los visones parecen haber perdido el instinto de aparearse y de criar a los recién nacidos, mientras que las gaviotas del Lago Ontario y algunos caimanes del Lago Apopka ni siquiera alcanzan a conocer la luz del día pues mueren antes del salir del huevo.

En Europa las especies simplemente desaparecen. Las nutrias en algunos ríos de Inglaterra, por ejemplo, y las focas del Mar del Norte mueren masivamente cada año.

No es sencillo encontrar una relación entre el cáncer humano, la pérdida del instinto en las águilas y la muerte masiva de las focas, pero sí existe. Tras muchos años de investigación se descubrió que el daño en común reside en el sistema endocrino y que es ocasionado por la exposición a sustancias químicas sintéticas. Algunas sustancias contaminantes y químicos que actualmente se utilizan en la industria, tienen la capacidad de alterar el sistema hormonal de cualquier ser vivo, se conocen como alteradores hormonales o disruptores endocrinos, o por sus siglas en inglés EDC (*Endocrine disruptors*).

En los próximos capítulos examinaremos con detalle distintos tipos de EDC y hacia el final del libro enlistaremos la forma de evitar la exposición a esta sustancia, una tarea que no es sencilla si se toma en cuenta que la industria aún las utiliza en la creación de muchos objetos de uso cotidiano.

Por ahora, nos centraremos en los conceptos elementales para comprender la urgencia ante estos tóxicos hormonales.

¿Qué son los disruptores endocrinos?

Un disruptor endocrino es una sustancia química con la capacidad de alterar el sistema hormonal del cuerpo. Su efecto consiste en imitar o alterar el efecto de las hormonas, lo que ocasiona mensajes confusos en el organismo y produce disfunciones. Estas sustancias se encuentran de forma mínima en estado natural, por lo general provienen de la industria y una vez en el cuerpo de cualquier humano o animal afecta funciones vitales relacionadas con el crecimiento y el desarrollo sexual.

El efecto de los disruptores endocrinos se asocia con diversos tipos de cáncer, malformaciones congénitas del aparato reproductor, infertilidad, diabetes, pubertad precoz, afecciones de próstata, trastornos del comportamiento, pérdida de la calidad seminal, déficit de atención, enfermedad de Parkinson y trastornos cardiovasculares, entre otras dolencias.

El gran problema con estas sustancias y el motivo por el cual es difícil controlarlas, es que su efecto es acumulativo e irreversible y se puede transmitir de una generación a otra aun cuando la primera no haya manifestadoalguna enfermedad. Todavía no sabemos cómo se pueden eliminar los EDC, tal como manifiesta la doctora Marisa López-Teijón, directora del Instituto Marqués en Barcelona:

"Todas estas sustancias se quedan dentro del organismo acumuladas porque no las puede degradar, lo mismo que cuando vemos una bolsa de plástico en medio del agua del mar. Sigue nadando pero no hay posibilidad de que la naturaleza sepa cómo eliminarlo".

En efecto, los EDC que provienen de la contaminación curiosamente actúan como contaminantes en nuestro cuerpo, pero en lugar de flotar en el agua se acumulan en el tejido adiposo y en otros órganos por mucho tiempo. Desde que se convirtieron en objeto de estudio estas sustancias se han encontrado en orina, leche materna (animal y humana), sangre, cabello y líquido amniótico.

¿Cómo se clasifican estas sustancias?

Existen muchas formas de clasificar los disruptores del sistema endocrino, sin embargo, aquí solo mencionaremos dos para hacer la comprensión del tema un poco más sencilla. Según su actividad dentro del organismo, los EDC se clasifican en:

- **Estrogenomiméticos:** Cuya acción consiste en unirse a los receptores estrogénicos y mimetizar su acción natural.

- **Antiandrogénicos:** Que se unen a los receptores estrogénicos más no los activan, es decir, antagonizan su acción natural.

También se pueden clasificar en función de su origen como:

- **Sintéticos:** Cuyo origen es antropológico y vinculado con la industria.

- **Químicos naturales:** Que se encuentran en alimentos para humanos y animales.

Formas de exposición y dispersión por el ambiente

El contacto con los disruptores hormonales puede ocurrir a través de diferentes vías, por ejemplo, transferencias de la madre al feto, lactancia, consumo de alimentos y agua contaminados, inhalación y absorción a través de la piel.
Para reconocerlos más fácilmente conviene generalizar en las formas más potentes de exposición, así pues, es posible que entres en contacto con estas sustancias por medio de:

1.- Artículos de uso cotidiano: Las cremas corporales, bloqueadores solares, dentífricos, detergentes y artículos de limpieza en general contienen ciertas cantidades de ftalatos, piroretardantes bromados y parafinas cloradas, pues son empleados durante su fabricación o almacenamiento.

Estos disruptores hormonales se mantienen en el producto pero debido al uso y la exposición del ambiente ciertos componentes emigran hacia el agua, el suelo o piel. Por este motivo los bebés y niños pequeños, cuya tendencia es llevarse los objetos a la boca, están más expuestos a contaminarse, de hecho, es un gran motivo de alarma pues se sabe que actualmente muchos juguetes necesitan de diversos EDC para su plastificación.

2.- Alimentos: Los alimentos son una de las principales fuentes de exposición a los disruptores endocrinos. Los alimentos más riesgosos desde luego son aquellos que en su formación y crecimiento son más expuestos a herbicidas, plaguicidas y emisiones del tipo industria, por ejemplo, los pescados y mariscos.

Las grasas naturales tales como aceites y los productos lácteos también son propensos a acumular concentraciones elevadas de EDC debido a la afinidad de estas sustancias por los lípidos.

3.- Industria: Las jornadas laborales en el sector industrial representan un riesgo de contaminación con estas sustancias puesto que son el sitio donde se generan. Los problemas actuales más frecuentes con respecto a este hecho son la infertilidad masculina y cáncer de próstata.

De igual forma, algunas alteraciones de salud en la infancia, reflejan un vínculo con la ocupación de los progenitores y el contacto que estos tenían con los disruptores hormonales.

4.- Ambiente: Al entrar en contacto con aire, agua y suelos contaminados con sustancias de actividades industriales y agrícolas. En este aspecto tanto los entornos rurales, donde hay explotación ganadera o cultivos, como las grandes urbes, se ven afectados casi en las mismas proporciones.

Mecanismos de acción

Se podría decir que los disruptores hormonales actúan como farsantes en el organismo ya que una vez que se han incorporado actúan sobre los receptores hormonales y como su estructura es similar a las hormonas naturales, se unen receptores naturales y alteran su funcionamiento normal de tres formas diferentes.

Una de las tres posibilidades con los EDC es que bloqueen la unión de las hormonas naturales al ocupar su lugar, de esta forma no se envía ninguna señal y por ende no se emite ninguna respuesta. Actúa como un mecanismo de inhibición. La segunda posibilidad consiste en mimetizar, es decir, copiar la acción de las hormonas, emitir una señal y generar una respuesta por parte de este.

Finalmente está la posibilidad de alterar las concentraciones normales de la hormona. En este caso los receptores reciben una señal que indica que existe un nivel de hormona en el organismo y en respuesta modifica la producción, transporte y excreción.

Una vez en el organismo los disruptores hormonales actúan de la forma antes descrita, sin embargo, muchos factores influyen sobre su comportamiento en un individuo. Examinemos algunos puntos clave:

- **Acción a dosis muy bajas:** Los disruptores, al igual que las hormonas, pueden actuar en concentraciones muy bajas, lo que resulta desfavorable porque es precisamente la magnitud a la que estamos expuestos actualmente.

- **Efecto cóctel:** La gran mayoría de los EDC pueden actuar solos en el organismo o al mezclase con otras sustancias, así como pueden activarse, inhibirse o disminuir su efecto en presencia de otras sustancias.

- **Biomagnificación:** Este tipo de sustancia es bioacumulativa, lo que quiere decir que se acumulan paulatinamente en el organismo de los seres vivos, y se transmite de un organismo a otro conforme se avanza por la cadena trófica.

- **Exposición en momentos de vulnerabilidad:** Ciertos períodos de la vida como embarazo y primera infancia hace a la persona más propensa a la contaminación y daños ocasionados por los disruptores.

- **Sustancia en estado de latencia:** En ocasiones pueden transcurrir años y décadas enteras antes de que se manifieste alguna enfermedad ocasionada por los EDC. De igual forma, puede ocurrir un salto generacional.

Con esta información elemental sobre los disruptores endocrinos podemos profundizar un poco más para conocer los tóxicos hormonales más comunes.

Parte II. Los tóxicos hormonales más comunes

Capítulo 2. Bifenilo policlorado – PCBs

El bifenilo policlorado, mejor conocido como PCB, fue sintetizado por primera vez hace más de un siglo, aproximadamente en el año 1881, momento en el cual se descubrió que esta sustancia es resistente al fuego, muy estable, no conduce electricidad y es poco volátil a temperatura ambiente.

Todas estas características hicieron del PCB el candidato perfecto para la industria, más no para el contacto humano. No fue sino hasta varios años después que comenzaron a notarse los efectos que causaba sobre la salud.

El bifenilo policlorado está formado básicamente por cloro, carbón e hidrógeno y a nivel molecular su estructura forma dos anillos, por lo que es sumamente estable y resistente a la ruptura química y biológica a través de procesos naturales, en otras palabras, los organismos vivos y los ciclos naturales no pueden metabolizarlo.

Los PCB en la vida cotidiana

La prohibición del uso de PCB tuvo lugar en el año 1972, siendo Estados Unidos el primer país en establecer la norma y eventualmente otras naciones, sin embargo, los efectos de la sustancia se mantienen en la actualidad.

Según un estudio sobre toxicología veterinaria llevado a cabo por Bursian S. en 2012, cerca del 31% del total del PCB producido hace años se mantiene en el ecosistema mundial y más de 780 mil toneladas se mantienen en viejos equipamientos eléctricos abandonados en el campo o almacenados sin controles eficientes.

De igual forma, los bifenilos están presentes en fluidos dieléctricos, intercambiadores de calor y condensadores, pero también en diluyentes de pesticidas, soldaduras, adhesivos, papeles para calcar, talla de metales y lubricantes de turbinas.

Riesgo de contaminación

Si los PCB dejaron de utilizarse hace casi cuarenta años y se encuentran principalmente en turbinas y equipamientos antiguos no parecen una amenaza cercana, sin embargo, la contaminación con esta sustancia no es tan complicada como aparenta, solo deben darse situaciones puntuales para que esto ocurra.

Cuando un transformador se avería, por vandalismo, accidentes, negligencia o explosiones el bifenilo pasa al ambiente y se expande por agua de lluvia y escorrentía que eventualmente entra en contacto con el suelo y entra en la cadena trófica donde se pasará de un ser vivo a otro.

Como se trata de sustancia muy poco biodegradable se ha considerado un Contaminante Orgánico Persistente (COP), esto quiere decir que se mantiene en el medio ambiente por largos períodos, que abarcan incluso siglos.

Capítulo 3. Dioxinas policloradas

"Dioxinas" es el término genérico que se utiliza para designar un grupo muy amplio de compuestos COP. Se estima que existen alrededor de 75 sustancias de este tipo y todas ellas tienen en común el elemento cloro en su estructura molecular.

Las DDPCs, como normalmente se les conoce a las dioxinas, no se sintetizan en laboratorios ni en ningún sector de la industria, en realidad provienen de otras sustancias químicas que se exponen a combustión y si bien se podría considerar un alivio, en realidad, es un detonante aún más potente.

¿De dónde salen las dioxinas?

En la industria del papel, durante el proceso clásico de blanqueamiento se utiliza cloro molecular o hipoclorito, que también contiene cloro, y ambas sustancias al reaccionar con las estructuras de carbono presentes en la madera dan lugar a las dioxinas que eventualmente pasan al medio ambiente.

Otra forma en que nacen estas sustancias es por medio de diversos procesos de manufactura donde se involucran sustancias cloradas, tales como los clorofenoles, que se emplean como antisépticos, herbicidas, conservantes, desinfectantes, pesticidas y conservantes de madera.

Las DDPCs también se liberan al aire y la atmósfera en general, a través de emisiones provenientes de incineradores de residuos sólidos, mediante los gases emitidos por los vehículos de uso cotidiano, el humo del cigarrillo y las plantas de petróleo. Es muy alarmante las numerosas fuentes de esta sustancia a nivel urbano, en nuestra cotidianidad.

Finalmente, son uno de los pocos disruptores endocrinos que se pueden conseguir en la naturaleza. Se forman durante la actividad volcánica o incendios forestales y su estado puro es netamente cristalino, pero al mezclarse con cenizas y otros compuestos pierde esa apariencia.

¿Qué tan peligrosas resultan?

Podríamos decir que una dioxina resulta peligrosa dependiendo del tipo de sustancia que sea. Como dijimos antes, existen cientos de dioxinas pero la de mayor importancia tóxica, es la 2,3,7,8-TCDD o 2,3,7,8-tetraclorodibenzo-p-dioxina.

La Agencia Internacional de Investigaciones del Cáncer (IARC) y el Departamento de Salud de los Estados Unidos consideran el tetraclorodibenzo un cancerígeno potencial y una sustancia muy peligrosa en general.

La TCDD es responsable de diversos efectos metabólicos, neuromusculares y sobre el sistema nervioso central. Además se sabe que tiene efectos teratógenos, es decir, es un agente capaz de causar un defecto congénito o mutación en el embrión durante la gestación.

El cloroacné es una de los efectos más conocidos del TCDD, consiste en una erupción similar al acné adolescente, pero las espinillas y quistes se producen por la desaparición de las glándulas sebáceas a causa de la exposición a esta sustancia. Uno de los mayores riesgos de esta sustancia es su capacidad para dispersarse. Las partículas de más tamaño, debido a su peso, se depositarán cerca de su fuente, es decir, el suelo o agua cerca de la incineradora o fábrica, pero el resto se evaporan y se transportan en cualquier dirección.

Una vez en el agua o en la tierra las dioxinas entran fácilmente a la cadena trófica y es cuestión de tiempo antes de que lleguen a nuestro organismo.

Capítulo 4. Plaguicidas organoclorados

Un plaguicida es una sustancia que erradica ciertos animales y plantas, que para efecto de un cultivo se consideran plagas. La naturaleza no recurre a este tipo de prácticas debido a que el orden que rige los ecosistemas se encarga de la regulación de cada especie, pero como el sistema natural se ha roto, los humanos debemos recurrir a armas químicas diseñadas por nosotros mismos.

Los compuestos organoclorados son sustancias que fueron muy utilizadas el siglo pasado para crear plaguicidas, por aquel entonces el diclorodifeniltricloroetano (DDT) era el compuesto preferido, se utilizó incluso para controlar el mosquito *Anopheles*, que transmite la malaria.

El gran problema con el DDT, y con los demás compuestos organoclorados de la "docena sucia" es su alta estabilidad química. Su estructura en forma de anillos los convierte en grandes recursos para exterminar plagas, pero una vez dentro del organismo animal sigue ocasionando daños.

Los organoclorados hasta el sol de hoy

El uso del DDT para la fabricación de plaguicidas se prohibió en Estados Unidos aproximadamente en el año 1972 y grandes esfuerzos se han hecho para minimizar el uso de otros organoclorados después del Convenio de Estocolmo, sin embargo, estas sustancias todavía se mantienen en la atmósfera desde la fecha.

Muchos países aún usan el DDT y otras sustancias en algunos productos de uso doméstico para eliminar insectos, por lo que es conveniente analizar los factores de exposición que nos ponen en riesgo.

Contaminación de la atmósfera: Para mayor rapidez, los plaguicidas normalmente se aplican con pulverizadores, por lo que es muy sencillo contaminar el aire de esta forma y permitir el transporte de la sustancia a otras regiones o elevarse a otros niveles de la atmósfera donde reaccionan a la luz del sol y los otros compuestos que ya están allí.

Suelo: Las sustancias organocloradas se incorporan al suelo mediante la absorción de la sustancia tras la pulverización o también por medio del aire. Una vez depositados aquí pasan a los cuerpos de agua, o se someten a procesos de degradación y evaporación.

Cuerpos de agua: Los plaguicidas organoclorados y las sustancias que se producen cuando entran en contacto con el medio se transportan por medio del aire o suelo a los ecosistemas acuáticos, y a partir de aquí nacen varias posibilidades. Estas sustancias pueden biomagnificarse, degradarse, mantenerse sin cambio o regresar a la atmósfera por medio del ciclo del agua.

El fin último de estas rutas es desde luego el tejido adiposo y ciertos alimentos vegetales, pues se trata de sustancias insolubles en agua pero afines a los lípidos, así lo demuestra un estudio realizado en Suecia en la década de los 70, donde se encontró DDT en el ganado porcino y bovino.

Así pues, este disruptor endocrino cuya misión es atacar las plagas de nuestros alimentos no deja de cumplir su labor una vez que llega a nuestro organismo y si bien, no nos afecta de la misma manera, sin duda genera daños en nuestra salud.

LA DOCENA SUCIA

Son doce sustancias usadas a nivel mundial, que dada su naturaleza química se convirtieron en un gran conflicto. Dentro del grupo encontramos:

Pesticidas: Aldrin, Clordano, Dieldrin, Endrin, Heptacloro, Mirex, Toxafeno y DDT.

Productos industriales: Hexaclorobenceno y Policlorobifenilos.

Residuos de la actividad industrial: Dioxinas y Furanos.

Capítulo 5. Sustancias perfluoradas

El quinto disruptor endocrino que presentaremos en el libro no está viajando en la atmósfera o en el agua como ocurre con los anteriores, éste entró en tu casa en el momento que compraste ciertas cosas de uso cotidiano.

Los sartenes antiadherentes, los detergentes especiales para limpiar alfombras, ciertas prendas a prueba de agua, lubricantes, abrillantadores para suelos y algunos productos para el cabello contienen sustancias perfluoradas, al igual que ciertos pesticidas y emulsiones utilizadas a nivel industrial.

La familia de los compuestos perfluorados es numerosa pero los de mayor importancia tóxica son el sulfonato de perfluorooctano (PFOS) y el perfluorooctanoato (PFOA), que de acuerdo al Convenio de Estocolmo clasifican como Contaminantes Orgánicos Persistentes (COP).

Una vez que se descubrió el riesgo que representan las sustancias perfluoradas se tomaron medidas para evitar su uso, una de ellas fue sustituir las más peligrosas por otras de la misma familia que no resultasen una amenaza, pero según la opinión de los expertos esto no es suficiente.

En un número de la revista *Environmental Health Perspectives*, del año 2015,se publicó la "Declaración de Madrid", un llamado de atención por parte de más de 200 científicos que alegan que los fabricantes de las sustancias perfluoradas no ofrecen suficiente información sobre su toxicidad y que además, deberían buscarse alternativas sin flúor, pues esa sería una solución definitiva.

Usar sustancias perfluoradas de la misma familia no puede ser una verdadera solución puesto que la degradación puede originar PFOS o PFOA, o bien generar sus propios efectos toxicológicos.

PFC, embarazo y lactancia

Como las sustancias perfluoradas están en nuestro propio hogar, el embarazo y los niños pequeños son los más susceptibles debido a su condición natural de formación, de hecho, son los principales afectados. Según un estudio sobre inmunotoxicidad a los perfluorados, llevado a cabo por Philippe Grandjean, de la Universidad del Sur de Dinamarca, los PFC's pueden generar cáncer testicular en los niños expuestos durante el embarazo o bien afectar su sistema inmunológico.

En otro estudio llevado a cabo por Damià Barceló, director del Instituto Catalán de Investigación del Agua (ICRA) se analizó la leche materna de veinte mujeres con hijos recién nacidos y en un 99% de los casos se encontraron cantidad bajas de PFC's, sin embargo, una sola mujer mostró un nivel elevado, lo que convertía el alimento en un riesgo para el infante, según lo recomendado por la Autoridad Europea de Seguridad Alimentaria

Por otro lado, al analizar las fórmulas infantiles y alimentos de cereales para bebés, Damià Barceló descubrió PFCs en dosis bajas y se asume que provienen del empaquetado y demostró de esta manera dos cosas importantes: (1) En primer lugar, la gran mayoría de la población tiene cierta cantidad de sustancias perfluoradas en su organismo; y (2) en segundo, debemos ser muy cuidadosos cuando cuidamos de un bebé o niño recién nacido.

Capítulo 6. Ftalatos

Los ftalatos son una familia de sustancia compuesta en total, por ochenta miembros creados sintéticamente. En la industria su precio es muy bajo y resulta ser un material muy versátil, así que se ha utilizado exhaustivamente desde su creación.

Actualmente, puedes conseguir estas sustancias en pinturas y barnices, juguetes, arcillas para modelar, cosméticos, materiales de construcción, productos de limpieza, insumos médicos, pegamentos y adhesivos domésticos, tintas de impresoras, tejidos y pesticidas.

Los ftalatos se utilizan principalmente como plastificantes, se incorporan al vinilo, por ejemplo, para suavizarlo y hacerlo flexible y resistente. También se usa como fijador de aromas, como es el caso de los productos de limpieza y cosméticos. Anteriormente, se utilizaba ampliamente para fabricar juguetes y artículos de bebé, pero gracias a la facilidad con el que compuesto migra y se aloja en el organismo, su uso fue prohibido.

¿Cómo llegan a nosotros?

Los ftalatos no se unen químicamente a las otras sustancias con las que se mezclan por lo que se desprenden paulatinamente conforme transcurre el tiempo, se utilizan o se exponen a calor. Así pues, la exposición a estas sustancias es continua y acumulativa. Piensa en todas las cosas plásticas a las que estás expuesto todos los días y por cuánto tiempo.

Además de esto, los ftalatos son emitidos por cualquier industria que utilice la sustancia en cualquier etapa de su proceso de fabricación, de manera que no hay escape, están presentes en toda la población pero en mayor o menor medida, sin embargo, su acción no es inmediata, pueden pasar años antes de la manifestación de algún síntoma.

Luis Domínguez, profesor de toxicología de la Facultad de Medicina de la Universidad Las Palmas de Gran Canaria, explica que los ftalatos entran a través de la piel, por la vía respiratoria o digestiva, pasan al torrente circulatorio y se distribuyen por todo el organismo y llegan a las células de los tejidos, en donde aguardan indefinidamente.

Cabe esperar que se hayan establecido medidas prohibitivas en torno a estas sustancias, pero esto no ha dado los resultados esperados. Una investigación llevada a cabo en la población estadounidense señala que en el organismo de las 11.000 personas estudiadas, los ftalatos, cuyo uso está prohibido, fueron reemplazados por otros nuevos aun no regulados.

Parece entonces que vivimos muy cerca de estas sustancias, podríamos considerarlas un elemento químico tan habitual para nosotros como el oxígeno, pero qué tan nocivo podría ser para nuestra salud y qué medidas podemos tomar, aún está por verse.

Capítulo 7. Bisfenol-A

El séptimo disruptor endocrino de la lista, está muy asociado con la comida, de hecho, al ingerir un alimento empacado existe una gran posibilidad de que estés llevando a tu organismo cierta dosis de bisfenol-A.

El bisfenol-A o BPA, es una sustancia química industrial que desde hace más de cincuenta años se utiliza como revestimiento de latas de conserva y para fabricar plásticos policarbonatos, resinas y CD's.

Las botellas de agua, los recipientes plásticos para conservar alimentos, los biberones, ciertos juguetes para infantes y envases de refresco son algunos productos de uso cotidiano, que nos exponen a esta sustancia. Como puedes ver, el bisfenol es común para nosotros dado el uso constante del plástico.

Según el Centro para el Control y Prevención de Enfermedades (CDC) más del 90% de los estadounidenses tienen trazas de BPA en el organismo, sin embargo, no superar la "dosis diaria tolerable". Los niños en cambio, no corren con tanta suerte. La Autoridad Europea para la Seguridad Alimentaria (AESA), en el año 2013, hizo público un informe que explica que los niños de 3 a 10 años están mucho más expuestos al bisfenol debido a que el consumo de alimentos, respecto a su peso corporal, es superior durante ese período que en otras edades.

Desde de los envases hacia el organismo

El BPA, como otros tantos disruptores endocrinos, está presente en el aire, el agua y el suelo, pero en pequeñas cantidades que no representan un riesgo muy grande, el problema en realidad nace cuando este químico se desprende del plástico que lo contiene y pasa a los alimentos.

La migración del BPA puede ocurrir desde una botella al líquido, en el momento en que se calienta un envase en el microondas, cuando se congela o cuando se conserva dentro del refrigerador. Con los "plásticos seguros" esto intenta minimizarse.

El Polietileno Tereftalato (PET)y el Polipropileno (PP) son dos materiales que transmiten hasta 0.01 mg/kg, una cantidad más baja en comparación con las latas y otro tipo de plásticos que se utilizan para el mismo fin.

La migración de Bisfenol-A

Para que el Bisfenol abandone el plástico deben darse ciertas condiciones específicas, por ejemplo, cuando el pH del alimento es bajo (ácido) la migración es mayor, tal es el caso de los jugos cítricos, la salsa de tomate y las bebidas carbonatadas.

De igual forma, el deterioro del plástico, la temperatura, el tiempo de exposición y el tipo de material empleado para fabricar el envase influyen en la cantidad de bisfenol que pasa al alimento.

Capítulo 8. Parabenos

Si seguimos haciendo un recorrido por casa en busca de los disruptores endocrinos que se han infiltrado, el próximo sitio que deberíamos revisar es el cuarto de baño, aquí conseguirás los parabenos, uno de los productos químicos más empleados en la industria cosmética.

Los parabenos son productos químicos que se utilizan como conservantes en productos los productos de belleza y ciertos fármacos. El motivo por el cual se utiliza es que con él se obtiene un efecto bactericida y fungicida, es decir, impide el crecimiento de microorganismos en el producto, además, es económico.

El 80% de los cosméticos que existen en el mercado contienen parabenos, y aproximadamente el 90% de ellos son sintéticos. Los parabenos orgánico, propios de algunas plantas y frutas, se metabolizan en el organismo y no representan un problema, por ejemplo, los arándanos.

En las etiquetas de ciertos productos puedes ver el nombre de los distintos miembros de la familia de los parabenos, normalmente en inglés, como methylparaben, propylparaben, butylparaben y benzylparaben. También algunos otros productos industriales contienen estas sustancias.

Las latas de pescado, preparaciones a base de leche, mermeladas, aceites, cetas, gotas nasales y oculares y espumas de afeitar también contienen parabenos y cumplen básicamente la misma función: evitar la proliferación de bacterias y extender el vida útil del producto.

¿Son seguros?

Desde hace más de quince años se pensaba que los parabenos son sustancias de baja toxicidad y muy seguras puesto que el organismo los absorbe, metaboliza y expulsa, por lo que no se crearon restricciones respecto a su uso, sin embargo, años más tarde esa idea se sustituyó por una no muy alentadora.

En el año 2004 un grupo de oncólogos de University of Reading, Edinburgo, estudiaron tejidos cancerígenos y el 90% de las muestras proveniente de pacientes con cáncer de mama estaban contaminados con rastros de parabenos. Según los estudios de *Cosmetic Ingredient Review* (CIR) el uso de parabenos en cosméticos no es riesgos en cantidades inferiores al 25% y la concentración de la sustancia suele variar entre 0,01 al 0,3%.

La opinión de muchos científicos y médicos diverge respecto a los efectos de esta sustancia sobre la salud, pero muchos coinciden en que sí son causantes de la aparición de alergias. La dermatitis por contacto, la inflamación, enrojecimiento y la resequedad de la piel son síntomas de una reacción a los parabenos cuando la piel o el cuero cabelludo se exponen a cosméticos, tintes, cremas y algunos medicamentos.

Capítulo 9. Triclosán

En el cuarto de baño junto a los parabenos se encuentra el triclosán, el noveno disruptor de la lista y uno de los más relacionados con la higiene, en especial de la boca y los dientes.

El triclosán es un compuesto químico que al igual que los parabenos, se utiliza como conservante debido a que inhibe el crecimiento de colonias bacterianas. Actualmente se encuentra en más de dos mil productos en el mercado y como cabe esperar, también está dentro de nuestro organismo.

En un estudio llevado a cabo en Estados Unidos, el triclosán fue encontrado en cerca del 75% de las muestras de orina analizadas, en personas de diferentes edades y de ambos géneros y desde luego, su presencia en el organismo genera efectos sobre la salud. Esto nos lleva a cuestionar el por qué se utiliza tanto esta sustancia.

El triclosán está presente en dentífricos, enjuagues bucales, desodorantes, geles de ducha, maquillaje y productos para la limpieza de la uñas, también se utiliza a nivel de farmacéutica, pero su aumento en el mercado en realidad tuvo lugar cuando se crearon las cremas dentales "protección total".

Al descubrir el gran efecto bactericida, la industria pensó que los productos de higiene bucal con éste producto químico resolverían al gingivitis y el mal aliento, que se originan en la proliferación de bacterias y si bien, fue una decisión acertada en ese aspecto no se tomó en consideración el efecto negativo que genera.

Según la Unión Europea, la concentración máxima permitida que no compromete la salud es del 0,3% para los dentífricos y jabones corporales; en enjuague bucal es hasta el 0,2%, sin embargo, esto no considera el efecto acumulativo que puede tener en los cepillos de dientes.

El mismo estudio llevado a cabo por químicos de la Universidad de Massachusetts Amherst reveló que la acumulación de triclosán en las cerdas de los cepillos de dientes puede elevarse entre siete y doce veces sobre la dosis recomendada de exposición diaria.

Triclosán en el medio ambiente

El triclosán no solo se aloja en el baño de tu casa, también está presente en el medio ambiente. Por lo general, la sustancia llega a los ambientes acuáticos –tanto ríos como mar– por medio de aguas residuales, pero también puede pasar a otros ecosistemas por medio de los cepillos de dientes desechados y por los desechos de producción industrial.

El efecto del triclosán cuando se encuentra en el ambiente es de resistencia. Su función natural como producto químico es responder como bactericida y eso hace en primera instancia, pero transcurrido un período de tiempo los microorganismos sobrevivientes se hacen más fuertes creando resistencia.

Por este motivo, la Administración de Medicamentos y Alimentos (FDA) sugiere su retiro por completo del mercado. Cuando un organismo crea resistencia ante una sustancia se vuelve inmune a ella, por lo que tratar una infección, por ejemplo, resultará más complicado.

Capítulo 10. Almizcles

Si seguimos analizando los cosméticos presentes en tu baño, además del triclosán y los parabenos nos encontraríamos con los almizcles, provenicntc dc los pcrfumes corporales de larga duración, cuya vida útil es tan larga que los científicos han conseguido muestras de perfumes en lagos y ríos.

Se considera que un almizcle es una sustancia grasa de olor fuerte, segregada por las glándulas del ciervo y del buey almizclero, además de otros animales y plantas con un olor similar. Anteriormente estos productos químicos se obtenían a partir de la muerte del animal y la extracción del aceite de la planta, pero la industria pronto se encargó de replicarla sintéticamente para poder obtenerlos en un mayor volumen.

De esta manera, hoy en día conseguimos almizcles policíclicos, galaxolide, y tonalide y dos tipos de almizcles nitrogenados, todos ellos principales ingredientes en la fabricación de perfumes.

Los almizcles sintéticos no se descomponen en el medio ambiente, como ocurre con los naturales, éstos permanecen intactos por décadas, incluso cuando ya se han alojado en el tejido adiposo de algún animal o humano, donde pueden causar enfermedades.

Según la revista *Environmental Science and Technology*, los almizcles se han encontrado en el tejido graso humano y en la leche materna y todavía no se saben cuáles son los efectos, sin embargo, algunos estudios con animales indican que estas sustancias podrían ser responsables de alteraciones en el sistema endocrino y ciertos tipos de cáncer.

Una exposición innecesaria

Si se analiza la función de los perfumes en comparación con la de otros cosméticos, se podría llegar a la conclusión de que es un producto prescindible, pues nuestra higiene y salud no depende de él, todo lo contrario, nos expone y compromete el medio ambiente que nos rodea.

Los almizcles sintéticos, como otras tantas sustancias, se integran en la cadena alimenticia y pasan de una especie a otra con efectos lamentables o permanecen en el ecosistema por años, contaminando en diferentes niveles, tal y como ocurre con nuestro organismo.

Se han encontrado muestras de almizcles sintéticos en la sangre, la grasa, la leche humana, e incluso en niños recién nacidos, que los reciben de sus madres durante toda la gestación.

Parece ser que de todos los disruptores endocrinos estudiados hasta el momento, por los almizcles sintéticos se paga un precio muy alto por el producto obtenido, que no figura como una necesidad, pues su implementación en perfumes afecta desde los cuerpos de agua hasta los el organismo de los recién nacidos.

Capítulo 11. Filtros ultravioletas

Las cremas solares son uno de los productos más recomendados para la protección y cuidado de la piel pues tienen la sorprendente capacidad de actuar como una armadura invisible ante los potentes rayos del sol, pero si bien resultan saludables para nuestra piel, el resto de nuestro cuerpo no se beneficia de igual manera.

En casi cualquier protector solar del mercado conseguiremos avobenzona, oxibenzona, ecamsule y octocrylene, químicos que la Administración de Alimentos y Medicamentos (FDA)consideró seguros hasta hace poco. Este organismo de salud realizó este año 2019 una investigación publicada en la revista JAMA, en la cual se descubrió que los cuatro compuestos nombrados anteriormente son absorbidos por la piel y dirigidos al torrente sanguíneo, donde permanecen más de 24 horas tras la aplicación y se acumulan con la exposición diaria a la sustancia.

Para llegar a tales conclusiones se utilizaron cuatro presentaciones comerciales de protectores solares entre 24 personas (12 hombres y 12 mujeres) y se les pidió a los participantes que aplicaran el producto cuatro veces al día durante cuatro días, transcurrido este tiempo se analizaron las concentraciones en sangre.

Los resultados reflejan que la avobenzona, la oxibenzona, el ecamsule y el octocrylene exceden el índice recomendado tan solo en el primer día de uso y que además, la oxibenzona puede alcanzar incluso los siete días de permanencia, pudiendo alojarse en la leche materna.

La FDA considera que, si bien las cuatro sustancias químicas superan el límite diario recomendado no son una amenaza para la salud, sin embargo, aún hacen falta investigaciones para comprobar cuál es su verdadero efecto en las concentraciones plasmáticas.

Daños en el ecosistema marino

Se ha demostrado que la oxibenzona, que se encuentra en aproximadamente el 60% de los protectores solares en cualquiera de sus presentaciones, es responsable de daños importantes en los ecosistemas marinos, sobre todo en los arrecifes de coral.

En un estudio publicado en la revista *Archives of Environmental Contamination and Toxicology,* los investigadores diluyeron oxibenzona en distintas concentraciones en tanques con larvas de coral y tras ocho horas de exposición perdieron movilidad, coloración y adoptaron una forma circular atípica

.

El efecto de las concentraciones más altas fueron los más sorprendentes ya que causaron lesiones en el ADN y por ende la muerte de los corales. El estudio se repitió en distintas zonas y en todos los casos se observaron los mismo efectos.

En los humanos, el efecto no es tan drástico como en los corales, sin embargo, debemos tomar en cuenta que aún deben realizarse estudios para profundizar el efecto de la sustancia en el organismo.

Capítulo 12. Pesticidas organofosforados

El décimo segundo disruptor que se va a dar a conocer en este libro se utiliza ampliamente en los campos, donde crecen las frutas y verduras que llevamos a nuestra mesa cada día. Las personas más expuestas a él son lamentablemente los trabajadores agrícolas, sin embargo, la sustancia puede llegar fácilmente a las urbes, donde nosotros habitamos.

Los pesticidas organofosforados, muy habituales en cultivos extensos, están hechos a base de compuestos orgánicos que en su estructura cuentan con varios átomos de fósforo y actúan como inhibidores de ciertas enzimas encargadas del funcionamiento del sistema nervioso. El efecto tóxico de los compuestos fosforados es bastante conocido y a pesar de esto, cada año se registran numerosos accidentes. Nada más en Centroamérica, se estima que el 3% de los trabajadores agrícolas expuestos a plaguicidas sufren cada año una intoxicación aguda.

Los compuestos organofosforados, como el clorpirifo (CPF) por ejemplo, a dosis altas y muy altas producen efectos neurotóxicos, pero se desconocía qué sucedía con bajas concentraciones hasta que un grupo de científicos argentinos se dedicaron a descubrirlo y sorprendieron a las autoridades de salud con los resultados.

Daños en pequeñas dosis

Investigadores de las facultades de Farmacia y Bioquímica y de Medicina de la Universidad de Buenos Aires, y científicos de la Universidad Nacional de Comahue, estudiaron los efectos que tiene la exposición a dosis bajas de clorpirifos en ratas y cultivos celulares. Ambos objetos de estudio se analizaron por separado.

La cantidad de clorpirifos a la que fueron expuestos los animales de experimentación fue la de ingesta diaria admitida y la máxima dosis en la cual no se observan efectos. Cuando se observó a las ratas hembras éstas presentaron cambios en el tejido mamario e hiperplasia y los investigadores descubrieron vías de proliferación y migración celular activas.

En ratas macho el efecto demostró que el clorpirifos actúa como disruptor endocrino. Los animales de la prueba fueron castrados y no tenían la posibilidad de producir hormonas, sin embargo, la presencia de la sustancia generó una inhibición del eje hipotálamo hipofisario, es decir, actuaba como si fuese un estrógeno endógeno.

Las líneas celulares por su parte, recibieron dosis elegidas por debajo de donde se muere el 50% de las células y se apreciaron comportamientos distintos en las células dependientes de estrógeno y las independientes, siendo ambas modelos de carcinogénesis mamaria.

Las células dependientes al ser expuestas a bajas dosis de CPFse inducían a la proliferación celular y al aumentarla el efecto era de migración, un mecanismo clásico de progresión tumoral. En las líneas celulares independientes de estrógenos solo se producía la muerte por desbalance químico más no proliferación ni migración.

Las conclusiones de este extenso estudio son alarmantes pues este compuesto químico se utiliza muy ampliamente, así que el problema de salud pública que se podría generar de él tendría proporciones igual de grandes a las de su uso.

Capítulo 13. Tributilestaño

Para conocer este nuevo disruptor debemos ubicarnos en las costas marinas, más específicamente en las embarcaciones, que son la principal fuente de emisión del tributilestaño, una de las sustancias más peligrosas para la vida acuática.

Las paredes externas de las embarcaciones y turbinas son recubiertas con una pintura especial que tiene como base el tributilestaño o TBT, de esta forma se evita el encrustamiento o *biofouling*, que es la colonización de la estructura por parte de los organismos marinos. Cuando los moluscos, algas y bacterias se apoderan de la superficie de una embarcación hace que ésta sea más lenta y por ende, haya un mayor consumo de combustible, además de que en la gran mayoría de los casos, se producen daños muy costosos en el metal.

Para evitar todas estas molestias a principios de los años sesenta se utilizaron pinturas anti-incrustantes que contenían arsénico, mercurio y diferentes pesticidas, pero resultaba costoso y eventualmente se consideró el tributilestaño una solución mucho más rentable, sin embargo, el precio que paga la vida marina es bastante elevado.

Más que un simple repelente

La idea original de las pinturas anti-incrustantes era mantener las especies problemáticas alejadas de la superficie de las embarcaciones, pero resultó en un daño desmedido debido a la naturaleza química del compuesto.

El tributilestaño (TBT) posee un átomo de estaño y tres grupos de butilo, por lo que tiene muy poca solubilidad en agua, de hecho, el compuesto prefiere unirse a las partículas en suspensión y a los sedimentos del lecho marino, una vez aquí comienza a generar problemas en los organismos acuáticos.

Se ha demostrado que el TBT es responsable de la deformación en los caparazones de las ostras, de efectos neurotóxicos y teratogénicos, es decir, mutaciones en el embrión. Además, genera un efecto denominado "imposex", que consiste en la imposición de cambios de sexo en gasterópodos (caracoles).

Según una investigación llevada a cabo en 2017 por Norma Sbarbati, en Argentina, el TBT en los moluscos puede ocasionar esterilidad y aumento de la mortalidad y provocar daños en el ADN, pero no son las únicas especies, los mamíferos también nos vemos afectados de una manera similar.

La disminución de la espermatogénesis, la obesidad, las malformaciones y la inhibición linfocitaria, fueron algunos de los efectos observados en distintos estudios de laboratorio protagonizados por ratones y no es difícil exponer un mamífero a esta sustancia, pues no solo se utiliza en barcos, también se emplea en el tratamiento de la madera, limpieza de textiles y fabricación del PVC.

Capítulo 14. Disolventes y alquifenoles

Los alquilfenoles son un grupo de sustancias químicas que se utilizan a nivel industrial para fabricar surfactantes, un producto con la capacidad de reducir la dureza superficial del agua.

Los alquifenoles hacen que las moléculas se resbalen entre sí y no puedan adherirse, por lo que inevitablemente interactúan con el aceite y la grasa del entorno. Sabiendo esto es muy fácil adivinar en donde se encuentra esta sustancia: en los detergentes, jabones, agentes espumantes y emulsificantes.

Se estima que la producción anual de alquilfenoles se acerca a las 500,000 toneladas en todo el mundo y que aproximadamente el 60% de ellas se descargan al ambiente acuático tras su uso. Así mismo, el 80% corresponde a octilfenol y nonilfenol, los dos alquilfenoles más utilizados pero más tóxicos.

Nuestra ropa está contaminada

Los alquilfenoles están presentes en productos de acabado textil, así lo demuestra una investigación realizada por Greenpeace en 2003 en la que se estudió el polvo doméstico y se detectó la presencia de ftalatos, compuestos organoestánnicos, formaldehído y alquilfenoles.

Estas sustancias se utilizan para estampar, evitar el desgaste de la tela y conferirle ciertas propiedades de limpieza, pero su permanencia en el tejido es efímera y las partículas se liberan lentamente hacia el ambiente.

En ese año Greenpeace analizó las prendas de ropa de las empresas más importantes y encontró la presencia de nonilfenol etoxilado en más de catorce marcas. Lo más alarmante según la organización es que el nonilfenol es un disruptor endocrino muy potente.

Otra forma de contaminar nuestras prendas y de exponernos a los alquilfenoles es por medio del uso constante de detergentes y jabones para ropa, que tiene el extra de contaminar el agua y como consecuencia, los ambientes marinos, lagos y ríos.

El desarrollo sexual y los alquilfenoles

Diversos experimentos llevados a cabo en los últimos años demuestran que los roedores expuestos al nonilfenol, antes y después de nacer, desarrollan testículos de menor tamaño y menos espermatozoides al madurar, incluso si se trata de una cantidad pequeña de la sustancia.

Los peces también presentan un desarrollo sexual afectado, pero en ellos aparece el hermafroditismo. Investigaciones llevadas a cabo en algunos cuerpos de agua del Reino Unido indicaron que los peces con este problema se concentraban justo en los puntos de vertidos de las plantas depuradoras y potabilizadoras de aguas domésticas.

La ropa es nuestra segunda piel y para los científicos resulta inquietante que una sustancia tan perjudicial se encuentre tan cerca de nosotros. Aún está por verse cómo la ciencia aborda esta situación tan comprometedora para nuestra salud.

Capítulo 15. Estireno

El décimo quinto disruptor endocrino de la lista es uno de los pocos que nuestro organismo es capaz de asimilar y desechar unas horas después de haberse contaminado, sin embargo, estamos tan expuestos al estireno y el cuerpo humano es tan sensible a su absorción que puede resultar tan peligroso como el resto.

El estireno es una sustancia líquida que se produce tanto en la naturaleza como en la industria, ciertos microorganismos como bacterias y hongos producen estireno en sus procesos metabólicos. Para nosotros la sustancia resulta una amenaza cuando proviene de procesos de combustión y de manufactura.

Los materiales para empacar, las alfombras, las fibras de vidrio y aislantes contienen estireno en forma de cadenas largas conocidas como poliestireno y a nivel industrial se liberan grandes cantidades de la sustancia durante la fabricación de todos estos elementos.

Estireno en nuestro organismo

Gracias a la actividad industrial el estireno está presente en el aire, el suelo y el agua en casi todas las ciudades del mundo y en menor proporción en los ambientes rurales. En el suelo y agua puede ser degradado por la acción de microorganismos o bien evaporarse hacia la atmósfera, en el aire su degradación amerita un par de días.

El estireno entra en nuestro organismo por medio de la inhalación, la ingestión o el contacto con la sustancia, basta con tocar con nuestros dedos algún producto que lo contenga para que entre directamente a través de la dermis.

Lo mismo ocurre cuando los alimentos adquieren la sustancia gracias a los empaques, pero en este caso llegan a nosotros por medio de la ingestión. Inhalamos estireno del ambiente y quienes están más expuestos son los trabajadores de las fábricas.

Una vez en nuestro organismo se elimina el 85% del estireno en 24 horas a través de la orina y aproximadamente el 5% por medio del aire que exhalamos, pero este período breve es suficiente para causar daños en el organismo.

Las ratas expuestas a dosis altas de estireno sufren de alteraciones en el proceso aprendizaje y daño de los espermatozoides en su edad adulta, además El Programa Nacional de Toxicología del Departamento de Salud y Servicios Humanos de Estados Unidosclasifica al estireno como "razonablemente anticipado de ser carcinógeno".

Recordemos que el efecto que puede tener una sustancia sobre el organismo depende de tiempo de exposición y la concentración de la misma, por eso no es sorprendente que el estireno deje huellas en nuestro cuerpo aun cuando no se almacena en el tejido.

Capítulo 16. Parafinas cloradas

Las parafinas cloradas o PCCC son una de las sustancias químicas de la industria más invasivas y su vez una con la mayor capacidad de dispersión, tanto así que pequeños porcentajes de este químico han sido encontrados en diversas especies del ártico, que se presume muy apartado y lejos de las grandes ciudades.

Las PCCC son líquidos insolubles en el agua con una gran estabilidad química y se liberan hacia la atmosfera durante su producción, almacenamiento, transporte y uso, en otras palabras, se liberan hacia el entorno y contaminan básicamente en todo su ciclo de vida.

Las parafinas se utilizan en la fabricación de plásticos, pinturas y lubricantes industriales, pero también se han encontrado parafinas cloradas en juguetes, calcomanías, textiles, equipo deportivo y utensilios de cocina en una concentración de 11%, lo cual excede los niveles permitidos por los organismos de salud.

Se han detectado PCCC en el aire, el agua de ríos y lagos, aguas residuales, peces, mamíferos y regiones remotas como el Ártico, esto se debe a que en condiciones ambientales la sustancia se degrada de forma muy lenta pero gracias a la producción industrial se acumulan muy rápido.

Las parafinas entran a la cadena trófica por medio de los organismos acuáticos, son ellos los primeros en exponerse y los mamíferos se contaminan al alimentarse de éstos. Esto explica por qué se ha medido PCCC en la leche materna de las mujeres inuit del Quebec Septentrional y en las tribus indígenas del norte de américa.

Peligroso para el Convenio de Estocolmo

En el año 2017, en el Convenio de Estocolmo se incluyeron las parafinas cloradas en el Anexo A del acuerdo, lo que quiere decir que la sustancia debe ser eliminada y además limitada su mezcla con otro tipo de compuestos. Hasta la fecha, no se habían estudiado profundamente las parafinas como una amenaza para la salud humana.

En un estudio de dos años llevado a cabo por el Programa Nacional de Toxicología de los Estados Unidos se evaluó el efecto de la exposición de ratones hembras y machos a las parafinas cloradas. Los cambios observados en los ratones fueron modificaciones en la respiración, disminución de actividad, problemas de columna vertebral, adenomas y carcinomas hepatocelulares.
Tal estudio concluyó que era necesario comprobar los efectos que podrían tener en los humanos y pronto la Agencia Internacional para la Investigación sobre el Cáncer consideró que algunas PCCC son posibles carcinógenos.

Capítulo 17. Plomo

Hasta este capítulo hemos enlistado diversas sustancias químicas que actúan como disruptores endocrinos, la mayoría de ella se sintetiza y después se incorporan a los procesos industriales, pero esto no ocurre con el plomo y los próximos metales a mencionar, ellos ya existen en la naturaleza pero su uso en nuestras actividades los convierte en un peligro.

El plomo es un metal tóxico que se encuentra en la corteza de la tierra, fue descubierto en el año 1899 y rápidamente se estudiaron sus posibles aplicaciones. Hoy en día el daño que el plomo ocasiona en la salud humana es conocido por todos, sin embargo, la sustancia ya está presente en todas partes.

¿Dónde se encuentra el plomo?

Este metal se utiliza para fabricar algunos cosméticos, juguetes, medicamentos, esmaltes, joyas, pinturas, combustibles y se utiliza en la industria metalúrgica para soldar. De igual forma se obtiene por medio de la explotación minera y por medio del reciclaje.

Las emisiones de plomo alcanzan el agua, el aire y la tierra y en este punto comienza continua la contaminación de las especies, incluida la humana. Una forma común en la que nos exponemos al plomo es por medio del agua potable canalizada por tuberías hechas de plomo o soldadas con este metal.

¿Qué hace el plomo en nuestro organismo?

El plomo entra en el cuerpo por medio de la absorción intestinal, por la piel y por inhalación y una vez adentro se transporta en el torrente sanguíneo hacia todos los órganos y tejidos, por lo general se acumula en los huesos, dientes, hígados, cerebro, bazo, riñones y pulmones. Durante la gestación atraviesa la placenta.

El vapor que contiene plomo permite una absorción por parte del cuerpo de 50%, lo cual afecta rápidamente los órganos blandos e impide la fijación del hierro en la sangre, causando anemia.

Una de las condiciones más conocidas causadas por el plomo se denomina "saturnismo" y es una forma de envenenamiento que bloquea la síntesis de hemoglobina y altera el transporte de oxígeno a la sangre.

Plomo y el desarrollo reproductivo

Las madres expuestas a este metal muestran un índice elevado de abortos y muertes fetales, también presentan una mayor incidencia bebés de bajo peso y nacimientos prematuros. Varios estudios demuestran que la fertilidad de los hombres disminuye cuando el nivel de plomo sanguíneo supera los 40ug/dl o se mantiene en 25ug/dl durante varios años. El metal afecta el proceso de espermatogénesis y genera trastornos menstruales en las mujeres.

En los adolescentes el efecto que ocasiona es el retardo de la maduración sexual según un estudio de National Health and Nutrition Examination Survey llevado a cabo en los Estados Unidos.

La menarquía, la aparición de vello púbico y el desarrollo de las mamas se retarda significativamente cuando la concentración de plomo en sangre supera los 40ug/dl.

Estos son tan solo algunos efectos que tiene el plomo sobre la salud. Estamos ante uno de los metales más tóxicos, que compromete sobre todo la salud de los niños, cuya peso corporal y hábitos los vuelve más vulncrables.

Capítulo 18. Cadmio

El cadmio es un metal natural que tiene la curiosa propiedad de actuar como un verdadero disruptor endocrino, una vez que entra en el organismo compite con los receptores de estrógeno y envía señales erráticas al cuerpo. Sin duda este es uno de sus efectos más peligrosos.

Este metal pesado no se encuentra de forma libre, por lo general está asociado al zinc, el plomo y el cobre y se obtiene por fundición y refinamiento, solo se encuentra de manera pura el cadmio a través de la greenockita que es un sulfuro del metal.

La actividad volcánica, la erosión de las rocas y los incendios forestales liberan ciertas cantidades de cadmio a la atmósfera, pero la mayor emisión proviene de la actividad industrial humana.

¿Cómo llega el cadmio a nosotros?

El cadmio llega a nuestro organismo por medio de la ingestión y la inhalación, al igual que otros disruptores sintéticos. La aplicación de fertilizantes químicos agrega al suelo y al agua este metal y las plantas y animales crean cierta resistencia hacia él, pero lo transmiten a nosotros cuando nos alimentamos de ellos.

Los peces y los moluscos, que se contaminan por medio del agua y la ingesta de plancton tienen concentraciones elevadas de cadmio en sus tejidos, al igual que los mejillones, las algas y algunos hongos como los champiñones.

El cacao y el tabaco también incorporan cadmio a su biomasa. Cuando una persona fuma genera óxido de cadmio que es absorbido por el organismo rápidamente y se estima que el 50% de todo el metal que se inhala de esta forma ingresa al torrente sanguíneo.

El cadmio como disruptor endocrino

El cadmio es capaz de unirse y activar al receptor de estrógeno α, de hecho, compite con el estrógeno natural para ocupar su lugar en nuestro cuerpo y cuando lo logra se induce la proliferación celular y aumenta la expresión de genes regulados por esta hormona.

Uno de los efectos probables es la llegada temprana de la pubertad, el aumento de peso del útero y el desarrollo de las glándulas en mujeres jóvenes, en hombres es posible la disminución de la calidad del semen y alteraciones en las hormonas sexuales.

Por otro lado, las mujeres embarazadas expuestas a cadmio pueden experimentar abortos espontáneos y los fetos contaminados bajo peso al nacer. Además se ha demostrado que el cadmio disminuye la síntesis de leptina, una hormona que regula la organogénesis y el desarrollo fetal
.

Sabiendo que el cadmio es uno de los metales más utilizados en la industria debería ser una de nuestras prioridades encontrar maneras de protegernos, pero eso se tratará más adelante en este libro.

Capítulo 19. Níquel

El metal que sigue en nuestra lista de potentes disruptores endocrinos es el níquel, cuya apariencia sólida es blanca-plateada y se emplea para fabricar acero inoxidable, monedas, joyas, válvulas e intercambiadores de calor.

Nuestro contacto con el níquel es tanto directo como indirecto, llega a nuestro cuerpo por medio de alimentos y agua pero también a través de utensilios de cocina y joyería y si bien el cuerpo no absorbe grandes cantidades del metal por medio de la piel aproximadamente el 20% de la población es sensible y experimenta dermatitis, enrojecimiento y comezón.

Níquel en los alimentos

El níquel se libera al medio ambiente por fuentes naturales y antropogénicas, por ejemplo a través de la combustión del carbón y petróleo, la fabricación de aleaciones, galvanoplastia e incineración de residuos.

Un importante porcentaje del metal es fijado en el suelo por las plantas y se introduce en nuestro organismo mediante la ingesta de sus frutos. En suelos ácidos el metal del níquel tiene aún más movilidad y por ende se filtra en las capas profundas hasta alcanzar aguas subterráneas.

En algunos lugares como la India, Gopi y Kumar, diversos estudios han demostrado que la principal fuente de contaminación de níquel en los ambientes acuáticos proviene de los desechos de los buques y de sus pinturas anticorrosivas. En el mediterráneo la contaminación de los cuerpos de agua marinos y por ende de las especies que los habitan provienen de la agricultura, de la industria y la urbanización de terrenos.

Una vez que los moluscos y peces integran el níquel a sus tejidos pasan a nosotros al comerlos y aparentemente el proceso de cocción aumenta la concentración del metal debido a la pérdida del agua.

Si un alimento logra llegar a nuestra cocina sin contaminarse de níquel es muy probable que pierda su pureza al entrar en contacto con los utensilios de cocina y exponerse al calor, pues el metal está presente en el acero inoxidable y la piedra y se libera progresivamente con el uso.

Níquel y el sistema endocrino

El sistema neuroendocrino del cuerpo de los mamíferos se ve particularmente afectado por las sales del níquel, que inducen alteraciones en la prolactina y en los niveles de hormona luteinizante, dos hormonas implicadas en las funciones reproductivas femeninas.

En un estudio llevado a cabo en 356 mujeres rusas trabajadoras de una refinería de níquel, se observó un aumento en la tasa de abortos espontáneos (15.9%), en comparación con la tasa correspondiente a 342 mujeres locales con otra ocupación (8.5%).

Por otro lado, en estudios llevados a cabo con ratas y ratones se observó una degeneración testicular cuando los animales se expusieron a sulfato de níquel. Se sabe además que este metal es genotóxico, lo que quiere decir que produce algunas anormalidades genéticas.

Si la célula presenta alguna anormalidad y es incapaz de revertir los cambios el ciclo celular continúa con el error y éste puede conducir a la proliferación descontrolada, alteración de la apoptosis celular y finalmente al desarrollo del cáncer.

Ante los riesgos que sugiere la exposición al níquel, debe convertirse en una preocupación para nosotros evitar el contacto con el metal y sus formas más tóxicas, pues a pesar de que no se absorba rápidamente por la piel la inhalación y la ingesta introduce en nuestro cuerpo cantidades importantes.

Capítulo 20. Mercurio

El mercurio es uno de los metales tóxicos más conocidos, de hecho, en España y otros países de Europa se han hecho campañas de prevención en las que se invita a las mujeres embarazadas a evitar el consumo de peces, mariscos y moluscos durante la gestación.

El mercurio es un metal blanco plateado muy tóxico, el único que a 0°C se encuentra en estado líquido. Este elemento químico no es esencial en ningún proceso biológico, sin embargo, se acumula con mucha facilidad en la mayoría de seres vivos.

En la naturaleza se puede encontrar mercurio en forma de sulfuros de mercurio, de arsénico, hierro y de antimonio, pero también puede estar unido a otros minerales como el zinc, cobre, oro y plomo.

¿Cómo llega el mercurio a nuestro cuerpo?

El ingreso del mercurio puede ocurrir por vía respiratoria, digestiva o cutánea, siendo la primera una de las más efectivas. Tanto el mercurio elemental como el inorgánico y sus compuestos derivados alcanzan la sangre con una eficiencia del 80% tras la inhalación, es decir, el 80% de la sustancia inhalada alcanza el torrente sanguíneo.

Por otra parteen el tracto gastrointestinal el mercurio inorgánico se absorbe en 0,01% debido a que el metal no interactúa con otras biomoléculas, mientras los compuestos inorgánicos de mercurio se absorben entre 2 y 15%, dependiendo de su solubilidad. Los compuestos orgánicos por ingestión se absorben en un 95%.

La mayor emisión de mercurio al medio ambiente proviene de la industria metalúrgica y de las aguas residuales de las ciudades, cada año aproximadamente mil toneladas del metal son liberadas desde redes de alcantarillado hacia la superficie de la tierra.

Efecto del mercurio en el organismo

El mercurio tiene la capacidad de precipitar las proteínas sintetizadas por las células, principalmente de las neuronas e inhibe los grupos sulfidrilo de varias enzimas esenciales, por ende altera los sistemas metabólicos y enzimáticos, además inhibe la síntesis de proteínas en la mitocondria y bloquea su función energética.

En cuanto al efecto que puede tener en los niños, los científicos no han llegado a una evidencia concluyente. En España se llevó a cabo el Proyecto INMA (Infancia y Medio Ambiente) en el que se analizó la concentración de mercurio en 1800 recién nacidos de Valencia, Sabadell, Asturias y Guipúzcoa.

Los niveles en los neonatos resultaron elevados con una tasa de 24% superior según lo recomendado por la Organización Mundial de la Salud y un 64% por encima de la recomendación de la Agencia de Protección Ambiental de Estados Unidos.

Los efectos del mercurio en niños pueden variar desde problemas cognitivos hasta parto prematuro. No existe un límite de toxicidad establecido para el mercurio, por lo general se acepta entre 50 y 160 µg/día, pero dada la extensión de este elemento químico se hace necesario tomar previsiones al respecto.

Capítulo 21. Arsénico

El último disruptor endocrino de la lista es un metal potentemente cancerígeno y con múltiples efectos tanto a corto como a largo plazo. Actualmente diversas organizaciones para la salud han establecido límites en las industrias para controlar la exposición a la sustancia, sin embargo, es difícil manejarla una vez que se ha esparcido por la atmósfera.

El arsénico es un elemento natural presente en la corteza terrestre, en el aire, el agua y la tierra. Este metal existe en diferentes estados de oxidación y cada uno presenta mayores o menores niveles de toxicidad.

Así pues, la exposición al arsénico no es difícil, se da principalmente por agua e ingesta de productos contaminados. A lo largo del mundo los alimentos más contaminados son los pescados y mariscos, las carnes rojas y blancas, el arroz y las algas marinas.

¿Cómo se encuentra el arsénico en los alimentos?

Como el arsénico puede encontrarse de diversas formas, se asocia a los alimentos y al entorno de distintas maneras, por ejemplo, en el agua potable se halla de forma inorgánica como arsenato y arsenito, en el arroz se encuentra de forma inorgánica y en las algas marinas como arseno-azúcares.

Algunos estudios hechos para medir la eficiencia del metal en el cuerpo demostraron que en los roedores el arsénico inorgánico se absorbe en un 95%, es decir, casi en su totalidad, mientras que en las plantas de arroz en un 89%, por ende cuando consumimos estos alimentos nos exponemos de manera significativa.

¿Qué efecto tiene en el organismo?

El metal de arsénico causa múltiples alteraciones en numerosos procesos moleculares, celulares y enzimáticos, por ejemplo, induce la inhibición de la reparación del ADN y con esto ocasiona mutaciones. También activa vías oncogénicas y altera la función de las mitocondrias.

Cuando el arsénico se une a ciertos grupos sulfhidrilo como proteínas, glutatión y cisteína afecta las enzimas involucradas en la respiración celular, la gluconeogénesis, la captación de glucosa y el metabolismo del glutatión.

El arsénico crea resistencia a la apoptosis que es el proceso de muerte celular programada llevado a cabo durante las primeras etapas de desarrollo para eliminar las células innecesarias. También se cree que es responsable de aberraciones y anomalías cromosómicas.

Lamentablemente el arsénico se encuentra en cantidades masivas en nuestras ciudades, a tal punto que en países como China, India, México, Tailandia, Estados Unidos y Argentina se han reportado casos de exposición crónica por agua potable y se estima que en Latinoamérica 4,5 millones de personas beben en forma permanente agua con niveles alarmantes de este metal.

Con este tóxico metal que abunda en nuestro planeta terminamos nuestra lista de los disruptores endocrinos más comunes en nuestro día a día y por ende estamos preparados para profundizar en los efectos que tienen sobre la salud y las principales enfermedades que generan.

Parte III. Efectos sobre la salud humana

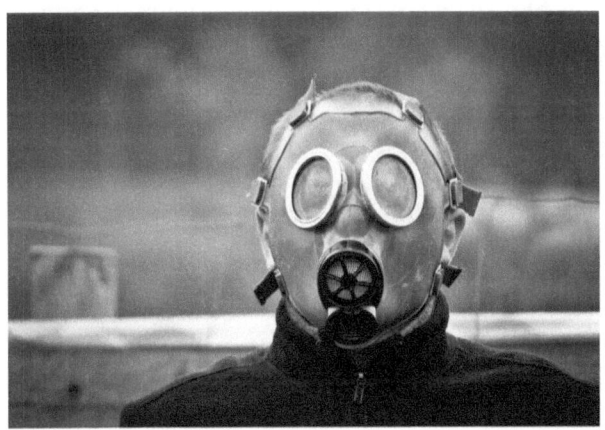

Capítulo 22. Obesidad

En términos médicos la obesidad es una acumulación excesiva y generalizada de grasa en el cuerpo. Se trata de una patología crónica que además de afectar la apariencia de la persona aumenta el riesgo de contraer enfermedades cardíacas, diabetes y presión arterial, además se convierte en un factor de complicación de otras condiciones de salud como la artritis.

La tasa de obesidad hoy en día es alarmante. Se estima que aproximadamente el 22% de los adultos españoles y el 17% de los niños sufren de obesidad clínicamente detectada, mientras que a nivel mundial cerca del 60% de los adultos sufre de sobrepeso u obesidad.

La distribución de la población obesa no es uniforme pero podemos detectar cierto patrón. El 50% se distribuye en países desarrollados como Estados Unidos, México, Alemania, Reino Unido, Brasil, Chile y Turquía, es decir, los países desarrollados son los más afectados.

¿A qué se debe la obesidad?

Es frecuente asociar en un primer momento la obesidad y el sobrepeso con la alimentación y la poca actividad física, pero en realidad es solo una de las múltiples causas posibles.

Una alimentación no balanceada que excede la ingesta de calorías en relación a la actividad física realizada, inevitablemente genera en el organismo la transformación de energía en reservas de grasa y por lo tanto, se puede apreciar un aumento de peso en la persona, pero cuando un paciente lleva un estilo de vida saludable deben evaluarse otros factores.

Algunos tratamientos con fármacos, el estrés, la falta de sueño o tratar de dejar el hábito de fumar aumenta considerablemente el riesgo de padecer obesidad, también algunas etapas como la menopausia y el post parto.

Ciertas enfermedades como el síndrome de Prader-Willi, el síndrome de Cushing y problemas hormonales también son responsables de un aumento de peso en la persona, al igual que las influencias genéticas que pueden llegar a representar el 60% del riesgo de sufrir obesidad.

Obesógenos

Varios productos químicos que hemos tratado en este libro provocan alteraciones en el metabolismo que llevan a ganar peso, se denominan obesógenos y tienen la propiedad de alterar la adipogénesis y la acumulación de lípidos.

El humo de cigarrillo, el tributilestaño, los retardantes de llama, ftalatos, el bisfenol, parabenos y compuestos organoclorados son sustancias declaradas obesógenos y según los expertos pueden actuar de tres formas diferentes en el organismo:

1.- Modificando la dinámica de las células grasas: Estas sustancias pueden elevar la capacidad de almacenamiento de grasa de las células o bien aumentar su número y por ende la capacidad del cuerpo.

2.- Alterando la cantidad de calorías consumidas: Si la sustancia altera el equilibrio energético disminuye la cantidad de calorías consumidas y favorece la acumulación de grasa.

3.- Alterando la sensación de hambre: El hambre y la sensación de estar satisfecho son reguladas por hormonas y una vez que se desequilibran por agentes externos ocasionan en la persona estados constantes de hambre que lo llevan a comer en exceso.

¿Cómo evitar los obesógenos?

El tributilestaño, los ftalatos, el bisfenol y compuestos organoclorados están presentes tanto en ambientes controlables por nosotros como en sitios que escapan de nuestras manos, así que la exposición de cierta manera es inevitable.

Nuestra atención y esfuerzos deben centrarse en minimizar nuestra exposición cotidiana, que es el aspecto que podemos manejar y representa un factor de exposición constante. Las medidas que debes tomar son las siguientes:

- **Evitar el plástico:** El bisfenol y los ftalatos se incorporan en la fabricación de plásticos, pero no se fijan a las otras sustancias sino que se desprenden con el calor y el uso y pasan a los alimentos y líquidos que contienen, por eso una medida de protección es utilizar recipientes de vidrio y evitar a toda costa el uso del horno microondas.

- **Compra productos con la mínima cantidad de envoltorios:** Las carnes, las frutas y verduras que se empacan en plástico también se exponen a la contaminación con obesógenos. Puedes pedir que se sustituya el plástico por papel.

- **Comprueba la procedencia de los alimentos:** Llama a las empresas cuyos productos normalmente compras y pide que te den información de la procedencia de los alimentos, si son conscientes de los riesgos de exposición y las medidas preventivas que utilizan.

• **Minimiza el uso de cremas y productos cosméticos:** Los parabenos están presentes en la gran mayoría de cremas, fijadores y maquillajes, así que reduce su uso solo a lo necesario. Otra alternativa es comprar productos libres de parabenos.

El efecto más importante de la obesidad es que acentúa y agrava a corto y largo plazo otras enfermedades como la diabetes, la hipertensión, algunos tipos de cáncer y las cardiopatías. Además de afectar el autoestima y estilo de vida del paciente.

Capítulo 23. Síndrome metabólico

También conocido como síndrome plurimetabólico o síndrome X, es un grupo de trastornos que se presentan al mismo tiempo en el paciente y aumentan la probabilidad de desarrollar enfermedades cardíacas, sufrir un accidente cerebrovascular o padecer diabetes tipo 2.

Una persona con síndrome metabólico puede experimentar un aumento de la presión arterial, niveles altos de glucosa en sangre, exceso de grasa corporal (sobre todo alrededor de la cintura) y niveles anormales de colesterol o triglicéridos.

La edad media en la que aparece la enfermedad es entre los 45 y los 60 años y en el 52,5% de los casos los pacientes afectados son hombres. Así mismo, las personas con algunas patologías tienen más probabilidades de desarrollar el síndrome metabólico.

La enfermedad cardiovascular, por ejemplo, aumenta el riesgo general en un 32%, solo en los hombres alcanza hasta el 45.2% y el 17% en las mujeres. Parece que tener uno de los síntomas implica exponerse potencialmente al resto, pues la diabetes y la obesidad también aumentan considerablemente la probabilidad de desarrollar el síndrome metabólico.

Causas

Muchos especialistas de la salud atribuyen el síndrome metabólico al sobrepeso, la obesidad y la falta de actividad física, otros en cambio creen que la resistencia a la insulina es la responsable.

La insulina es una hormona que se genera en el páncreas e interviene en el ingreso de glucosa en las células para producir energía. Cuando una persona tiene resistencia a insulina la glucosa no puede entrar tan fácilmente en la membrana celular, por ende aumenta el nivel de glicemia y con esto se eleva el nivel de insulina para intentar controlar el exceso.

En otras palabras, se genera un desequilibrio en las rutas metabólicas que utiliza el organismo para obtener, almacenar y distribuir energía.

El síndrome metabólico y lo disruptores endocrinos

En un estudio publicado en la revista Environmental Science & Technology, se realizó un seguimiento de diez años a 400 personas residentes en Granada para determinar si la exposición a contaminantes como compuestos organoclorados, bisfenol A, ftalatos y compuestos perfluorados provoca alteraciones.

Los resultados de la extensa investigación demostraron que la exposición a los plaguicidas organoclorados, aún en dosis relativamente bajas, por un tiempo prolongado, aumenta el riesgo de sufrir síndrome metabólico y en menor proporción las sustancias industriales como el bisfenol A, los ftalatos y compuestos perfluorados.

El fundamento de la investigación es que estas sustancias crean desórdenes y alteraciones en el balance energético del organismo, que es controlado principalmente por señales del sistema endocrino.

Lo más revelador de la investigación es que se presume que estos desórdenes pueden tener su origen durante el desarrollo prenatal, y pueden verse enormemente influidos durante desarrollo postnatal y la edad adulta.

¿Qué podemos hacer para prevenirlo?

En España uno de cada dos vegetales frescos está impregnado de al menos un pesticida y una gran variedad de frutas o verduras pueden llegar a presentar de 3 a 7 pesticidas diferentes.

Los tomates, por ejemplo, son los alimentos más contaminados ya que contienen 37 plaguicidas diferentes de los cuales dieciséis tienen efectos hormonales. Uno de los químicos más frecuentes en los alimentos es el clorpirifo, que se ha encontrado en 20 alimentos diferentes en toda España, desde patatas y zanahorias hasta miel de abeja.

Dado que en este caso los alimentos parecen ser la mayor fuente de disruptores endocrinos y resulta ilógico eliminarlos de nuestra vida la alternativa más acertada es optar con opciones ecológicas, donde el uso de pesticidas sea prácticamente inexistente.

Hoy en día existen muchas empresas a nivel mundial dedicadas a la producción de alimentos naturales, tanto de frutas, verduras y cereales, como de alimentos especiales para bebés, que son muy vulnerables a la contaminación por medio de la ingesta.

España sirve como referencia para demostrar la contaminación de los alimentos, que tiene un alcance global. Hoy en día es necesario que compruebes el origen de las frutas y verduras que consumes, pues la industria tradicional no tiene más alternativas que armas químicas contra las plagas e insectos.

Capítulo 24. Diabetes tipo 1

La diabetes tipo 1 (DMT1) es una enfermedad crónica cuyo inicio generalmente tiene lugar en la infancia y la adolescencia, se caracteriza por una elevación permanente y progresiva de la glicemia, es decir, de los niveles de azúcar en sangre, acompañado de la destrucción autoinmune de las células beta (β) de los islotes de Langerhans pancreáticos, que son los responsables de la producción de insulina.

Se considera que la DMT1 es una enfermedad auto-inmune y las causas de su aparición son inconclusas, pero su incidencia a nivel global tiene variaciones bastante evidentes. La enfermedad es menos frecuente en las regiones ubicadas en el trópico, pero es más acentuada en las regiones templadas, teniendo un mayor número de pacientes en el hemisferio norte que en el sur. Aproximadamente 1.25 millones de niños y adultos estadounidenses tienen diabetes tipo 1.

¿Qué la origina?

No se sabe exactamente el motivo por el cual aparece la diabetes tipo 1, por lo general, se atribuye a la genética pero el hecho de heredar los genes de la diabetes muchas veces no es un requisito indispensable para desarrollar la enfermedad.

El riesgo de desarrollar DMT1 aumenta con la transmisión genética de los antígenos HLA DR3 y DR4, pero los hermanos de un niño con la enfermedad presentan solo el 5% de probabilidades de desarrollarla.

Los científicos consideran que tiene más influencia la predisposición genética combinada con agentes externos tales como exposición temprana a la leche de vaca, estrés, virus y sobre todo toxinas encontradas en los pesticidas usados actualmente.

Pesticidas y diabetes tipo 1

Un grupo de científicos de Grecia y Reino Unido han determinado que el consumo de alimentos contaminados con pesticidas puede aumentar el riesgo de padecer diabetes hasta en un 61% y que alcanza el 64% cuando se trata solo de diabetes tipo 2.

Para demostrarlo se analizaron los resultados de sangre y orina de 5.066 pacientes y 61.648 casos control, lo que convirtió el estudio en una gran evidencia médica de cómo pueden promover las sustancias químicas el desarrollo de diversas patologías.

Por otro lado, un estudio presentado en el congreso anual de la Asociación Europea para el Estudio de la Diabetes (EASD) demostró que la exposición de mujeres gestantes a ciertos pesticidas comunes aumenta cuatro veces la probabilidad de padecer diabetes gestacional.

Las frutas y verduras que consumimos a diario están contaminadas y si bien son indispensables para nuestra salud, las condiciones actuales no garantizan nuestro bienestar por medio de la alimentación, así que exploraremos las alternativas que tenemos para alimentarnos de forma adecuada.

Consume solo orgánico

La única solución realmente efectiva para evitar los pesticidas en los alimentos es sencillamente comprar alimentos libres de la sustancia. Lavar las frutas, verduras y hortalizas con agua del chorro no resulta tan efectivo como nos gustaría que fuese. Los pesticidas están diseñados y preparados para no disolverse fácilmente en agua, de otra manera el agua de riego y las lluvias acabarían con la eficiencia de la sustancia y sería una pérdida de dinero para la industria, así que lavar los alimentos solo acaba con las bacterias y restos de tierra.

Otras alternativas que se sugieren es eliminar la cáscara de las frutas, pero esta opción resulta poco apropiada por dos motivos. En primer lugar la cáscara almacena cantidades importantes de nutrientes y no consumirla resulta un desperdicio y en segundo lugar las sustancias más tóxicas impregnan por completo el tejido vegetal.

Los investigadores de la Estación de Experimentación Agrícola de Connecticut de los Estados Unidos concluyeron tras analizar 196 muestras de lechugas, tomates y fresas que secar los alimentos con un paño es más eficiente para retirar las sustancias, pero otros expertos dicen que la solución reside en probar con bicarbonato.

Un experimento llevado a cabo en la Universidad de Massachusetts, implicó rociar manzanas con fungicidas e insecticidas muy penetrantes para después lavar las frutas sólo con agua, con una solución de lejía y bicarbonato disuelto en agua. Al mantener las manzanas sumergidas dos minutos en bicarbonato disuelto se suprimieron más insecticidas que cuando permanecieron en la lejía o en el agua y fue el método más eficiente para eliminar todo tipo de residuos, incluso la suciedad.

Estas práctica podría ser una medida complementaria para tratar los alimentos que consumimos en casa, pero sigue siendo más eficiente la opción de comprar alimentos orgánicos.

Capítulo 25. Diabetes tipo 2

La diabetes de tipo 2 es una enfermedad crónica que afecta el mecanismo a través del cual el cuerpo metaboliza la glucosa, es decir, el azúcar. En el organismo del paciente afectado pueden ocurrir dos cosas, la primera de ellas es una resistencia a los efectos de la insulina y la segunda la producción insuficiente de esta hormona.

A diferencia de la diabetes tipo 1, el cuerpo produce insulina pero no la utiliza apropiadamente y esta enfermedad anteriormente se asociaba con la edad adulta, sin embargo, en la última década hay numerosos casos de niños con la patología debido al aumento de obesidad y sedentarismo.

La Organización Mundial para la Salud (OMS) estima que hoy en día aproximadamente 442 millones de adultos tiene diabetes, es decir, una de cada 11 personas y para el año 2015 se calculó que la diabetes fue la causa directa de 1,6 millones de muertes.

Esta enfermedad tan común en nuestra sociedad, es también una de las más preocupantes pues en muchas personas afectadas es motivo de ceguera, accidentes cerebrovasculares, amputaciones, insuficiencia renal, infartos al miocardio, problemas en encías y dientes. Una de las complicaciones más grandes que tiene la diabetes es que en la mayoría de los casos se diagnostica cuando tiene varios años de evolución y ya han aparecido efectos irreversibles en el paciente.

Riesgos potenciales para una madre

En el capítulo anterior vimos que la exposición a pesticidas aumenta en un 61% la probabilidad de desarrollar uno de los

73

dos tipos de diabetes existentes y además, que estas probabilidades aumentan cuando se trata solo de diabetes tipo 2, por eso dedicamos varias indicaciones al cuidado de la alimentación, pero los pesticidas no son el único responsable de la diabetes.

Ángel Nadal, de la Universidad Miguel Hernández de Elche explica que cada disruptor endocrino que circula por el plasma sanguíneo con capacidad de producir resistencia a la insulina, puede ser considerado un factor de riesgo para el síndrome metabólico y la diabetes tipo 2. Así pues, los pesticidas y otros disruptores previamente mencionados en el libro resultan una amenaza pero entre esta extensa lista los científicos han fijado su atención en uno de uso bastante común, el BPA o bisfenol-A.

El Instituto de Investigación en Bioingeniería de la Universidad Miguel Hernández de Elche descubrió por medio de sus estudios que la exposición al bisfenol durante el embarazo provocaba una profunda alteración en la tolerancia a la glucosa y que empeora la resistencia a la insulina en la madre.

La investigación fue llevada a cabo en ratones hembra y se observó que las alteraciones metabólicas experimentadas se minimizaban tras el momento del nacimiento pero cuatro meses después se activaban nuevamente y una vez que se alcanzaban los seis meses había una marcada disminución en la sensibilidad a la insulina, sobrepeso e intolerancia a la glucosa.

Parece ser que el BPA disminuye los niveles del receptor de insulina, inhibe la fosforilación de AKT y altera ciertas proteínas lo que da como resultado la resistencia a la actividad de la insulina.

Este hecho suma una preocupación más para las madres: comprometer su propia salud durante la gestación. Así pues, una de las precauciones que se deben tomar en esta etapa de la vida es evitar la exposición a bisfenol A

¿Cómo evitar el bisfenol?

El bisfenol está presente en envoltorios plásticos, juguetes, envases de bebidas gaseosas, recipientes para conservar alimentos, resinas y latas, que son elementos de nuestro uso cotidiano.

Una madre en gestación debe evitar o minimizar en la medida de lo posible el contacto con plásticos y alimentos enlatados, pues recordemos que la principal vía de contaminación es por medio de la ingesta.

Sustituir el plástico por vidrio y comprar alimentos frescos en lugar de empacados o enlatados es una medida sencilla que pueden adoptar las madres y en general cualquier persona, para evitar el ingreso de la sustancia en el cuerpo. Con pequeños cambios podemos limitar nuestra exposición a peligrosos químicos en el ambiente que sí somos capaces de controlar.

Capítulo 26. Hipotiroidismo

El hipotiroidismo, también conocido como tiroides hipoactiva es un trastorno metabólico en el cual la glándula tiroides no produce la cantidad suficiente de ciertas hormonas cruciales, por ejemplo aquellas que están relacionadas con la velocidad de la quema calórica, temperatura corporal o la rapidez de los latidos cardíacos.

La enfermedad no muestra síntomas agudos en las primeras etapas pero con el tiempo desencadena obesidad, infertilidad, dolor articular y ciertas enfermedades cardíacas. En el embarazo puede resultar particularmente peligroso para el bebé en formación.

Alrededor de 700 millones de personas en todo el mundo sufre de algún tipo trastorno tiroideo, lo que equivale a 10% de la población o lo que es lo mismo a decir que al menos tres de cada diez personas tienen un problema de salud asociado con la tiroides.

¿Qué ocasiona el hipotiroidismo?

Este trastorno puede ser producto de una enfermedad autoinmunitaria, de radioterapia y ciertos medicamentos, pero también puede generarse por medio de tratamientos para el hipertiroidismo, que es la sobreactividad de la tiroides.

En algunos niños recién nacidos la tiroides puede presentar una baja actividad o bien pueden nacer sin ella, en esta caso se considera que heredaron el trastorno. Durante el embarazo algunas mujeres pueden desarrollar la enfermedad, tanto antes como después, debido a que los cambios hormonales generan

76

anticuerpos que atacan a su propia glándula tiroides en una respuesta autoinmune.

Un trastornos de la glándula hipófisis también puede generar hipotiroidismo pero esta causa es menos frecuente, consiste en la poco producción de la tirotropina (TSH), hormona estimulante de la tiroides.

Desde luego, los disruptores endocrinos juegan un papel importante en la actividad de la tiroides, así que a continuación conoceremos su mecanismo de acción y cuáles son las sustancias químicas responsables.

El papel de los disruptores con la tiroides

El mecanismo a través del cual las sustancias como los PCB (policlorobifenilos) afectan la tiroides es muy sencillo de comprender, básicamente actúan como antagonistas bloqueando los receptores de las hormonas y con esto su acción metabólica y terapéutica, afectando también las células cerebrales.

Los policlorobifenilos están prohibidos desde hace mucho tiempo, pero el agente químico continúa en la atmósfera y contamina los cuerpos de agua y las especies que allí habitan, tal como sucede en la Bretaña Francesa, donde los peces con un porcentaje importante de tejido adiposo almacenan fácilmente la sustancia.

También los plaguicidas juegan un papel importante, así lo demostró un estudio llevado a cabo en Colombia, al sur de América, en donde se pretendía demostrar la relación entre el hipotiroidismo y los niveles de plaguicidas organoclorados en sangre, para esto estudiaron 819 personas residentes en un área rural, de los cuales 58,7% eran hombres y 41,3% mujeres.

En sus resultados obtuvieron que la prevalencia de hipotiroidismo manifiesto fue de 1,2% y de hipotiroidismo subclínico 6,7%, predominando el primer porcentaje en personas mayores de 60 años, pero sin distinción apreciable en cuanto al sexo.

Hay mucha evidencia que demuestra cuánto pueden afectar las sustancias químicas nuestro cuerpo, en el caso del PCB y ciertos plaguicidas organoclorados afectan directamente uno de los reguladores hormonales más importantes, así que las medidas preventivas deben ser urgentes.

¿Cómo tomar precaución ante lo PCB?

Los policlorobifenilos están presentes en fluidos dieléctricos, intercambiadores de calor y condensadores, tallas de metales y lubricantes de turbinas. Para que ocurra la contaminación con la sustancia deben averiarse alguno de los dispositivos mencionados y entrar en contacto con el suelo y el agua de lluvia, de esta manera llega a los alimentos y agua de consumo.

La primera medida preventiva a considerar es proteger los equipos y dispositivos en caso de que trabajes con ellos o se encuentren cerca de tu hogar, en caso de ocurrir un accidente debe tratarse el área afectada y evitarla.

Desde casa podemos disminuir el consumo de pescado y alimentos de origen animal si somos conscientes de que en nuestra región el riesgo de contaminación con PCB es elevado, pues la sustancia se almacena sin remedio en los tejidos animales.

Si habitas en una zona rural o la frecuentas, protege tu piel del barro, sedimentos, ríos y arroyos que podrían estar contaminados y ser absorbido por la piel. Si extraen agua de un pozo con una bomba antigua revisa el artefacto e investiga si contiene aceite con PCBs, de ser así deberás cambiarla.

Los televisores y neveras fabricados antes de 1980, al igual que las reactancias de tubos fluorescentes contienen bifenilo policlorado en los condensadores y para desecharse requieren de un proceso especial en el que se sustraiga la sustancia. No puede realizarse en casa.

Con las precauciones suficientes podemos mantenernos resguardados de esta sustancia, solo debemos permanecer atentos a nuestro contacto con artefactos antiguos y a los sitios que frecuentamos.

Capítulo 27. Cáncer de tiroides

El cáncer de tiroides es un tipo de cáncer que tiene como lugar de origen la glándula tiroides. Esta glándula se encuentra en la parte frontal del cuello, justo debajo de la manzana de Adán, pero por lo general no es ni visible ni palpable.

El cáncer, independientemente de su ubicación, se origina cuando las células crecen sin control y el cáncer tiroideo no es la excepción, se origina por un crecimiento celular exacerbado de cualquier tipo de las células que componen la glándula. Dependiendo de la célula es el tipo de enfermedad que se desarrolla y por ende el tratamiento que requiere el paciente.

Una glándula tiroides puede desarrollar diversos tipos de crecimientos y tumores, algunos son benignos, pero otros lamentablemente no y pueden propagarse hacia los tejidos cercanos y a otras partes del cuerpo.

Para este año 2019 la Sociedad Americana Contra El Cáncer estima 52.070 casos nuevos de cáncer de tiroides, que 14.260 serán pacientes hombres, 37.810 mujeres y el 2% ocurrirá en niños y adolescentes. Por otro lado, asume que 2.170 personas morirán a causa de la enfermedad.

La tasa de mortalidad del cáncer de tiroides es baja si se compara con otros tipos de cáncer, pero en los últimos años ha experimentado un aumento importante.

Causas de la enfermedad

El desarrollo del cáncer se atribuye a muchas causas, por ejemplo, exposición a ciertas sustancias químicas, hábitos insalubres y carga genética, esta última es la razón más acotada por científicos de todo el mundo.

Los genes contienen instrucciones muy precisas para controlar cuándo las células crecen, se dividen y mueren, pero por diversos motivos los genes pueden codificar un crecimiento y división celular descontrolado o hacer que estas células vivan más de lo que deberían en un proceso normal. Estos genes se conocen con el nombre de "oncogenes".

El cáncer de cualquier índole puede ser causado por modificaciones en el ADN que activen a estos "oncogenes" o por la desactivación de los genes que se encargan de suprimir los errores.

Disruptores y la tiroides

Se sabe que los disruptores endocrinos interfieren seriamente en el funcionamiento de la tiroides y de varias formas. Uno de sus efectos es generar cambios en las concentraciones de hormonas tiroideas, pero también puede modificar el metabolismo periférico de estas hormonas y la señalización de los receptores.

Pese a este conocimiento aún hace falta información y pruebas de cómo los disruptores endocrinos pueden afectar la tiroides en concentraciones muy bajas, como a las que nos exponemos a diario mediante la alimentación, el agua y el aire. Algunos científicos explican que los disruptores producen cáncer porque alteran la homeostasis normal del sistema endocrino y con esto se genera un desbalance en la cantidad de estrógenos, progestágeno, andrógenos, y hormonas tiroideas. Otros consideran que estas sustancias químicas actúan como promotores tumorales.

Hoy en día se estudian cuáles son los disruptores endocrinos que más influencia tienen en el desarrollo de cáncer tiroideo, sin embargo, se sospecha desde hace más de una década de los compuestos orgánicos halogenados presentes en algunos plaguicidas.

Las sustancias halogenadas han sido responsables de las alteraciones en la función tiroidea de pájaros, peces y tortugas, así como disfunciones en su sistema inmunológico. Esto marca un inicio importante para futuros estudios sobre la patología.

Capítulo 28. Cáncer de mama

El cáncer de mama es un tipo de cáncer que se forma en las células del tejido mamario. Se puede producir tanto en mujeres como hombres, pese a que en éstos últimos las mamas no están desarrolladas y no cumplen ninguna función en la reproducción.

Gracias a las numerosas investigaciones que se han llevado a cabo y las campañas de concientización a nivel mundial, la tasa de supervivencia de la enfermedad es más elevada y hoy en día se cuenta con mecanismos de detección temprana y tratamientos especializados.

Los médicos y científicos estiman que entre el 5 %y 10% de los casos de cáncer de mama están relacionados con mutaciones genéticas heredadas y para este año solo en Estados Unidos se calcula que 271.270 personas serán diagnosticadas, de los cuales 268.600 casos serán mujeres y 2.670 hombres.

La tasa de sobrevivencia femenina al cáncer de mama metastásico es del 27% proyectada a 5 años, es decir, 27 de cada 100 personas sobrevivirán más de este tiempo, en hombres la tasa es levemente menor, alcanza el 25%.

¿Qué ocasiona en cáncer de mama?

La enfermedad se desarrolla cuando un grupo de células mamarias crecen, se dividen de forma anómala y se acumulan formando un bulto o masa. El cáncer de mama por lo general comienza en las células de los conductos que producen la leche materna o en el tejido glandular denominado lóbulo.

Diversos estudios demuestran que existe una relación entre la patología y las hormonas, el estilo de vida y el entorno, sin embargo, no se conoce con exactitud una causa ni por qué algunas mujeres que en apariencia no tienen ningún factor de riesgo se convierten en paciente oncológicas.

El gran riesgo del cáncer de mama es que las células pueden diseminarse por todo el tejido mamario hacia los ganglios linfáticos que están muy cerca y a partir de ahí hacia otras partes del cuerpo.

Disruptores y la enfermedad

A pesar de que no se conocen las causas exactas del desarrollo de la patología, existe evidencia de que algunos disruptores endocrinos como dicloro difenil tricloroetano (DDT) y las dioxinas tienen cierta responsabilidad.

El Journal of the National Cancer Institute publicó un estudio en el que se descubrió esta relación al estudiar niñas expuestas antes de los 14 años, quienes tuvieron un mayor riesgo de desarrollar cáncer entre los 50 y 54 años, es decir, en el período premenopáusico.

En animales de experimentación se ha observado que particularmente el bisfenol A y las dioxinas son las sustancias promotoras de cáncer de mama. Ya conocemos las medidas para evitar y minimizar el bisfenol, ahora es el turno de las dioxinas.

¿Cómo se controlan las dioxinas?

Controlar las dioxinas es algo muy difícil para nosotros porque ellas provienen de la incineración industrial y de los aceites de desecho con PCB, dos procesos regulados por empresas privadas o entes gubernamentales.

Existen políticas tanto nacionales como internacionales para el manejo de la sustancia y es deber de cada país llevar a cabo su cumplimiento, lo único que podemos hacer por nuestra cuenta es cuidar la alimentación que es una forma de ingreso.

Las dioxinas entran en el medio ambiente y pasan a la cadena trófica, donde nosotros somos consumidores, por ende, debemos cuidar la ingesta de alimentos grasos, lácteos y verduras si somos conscientes de que en nuestra localidad las dioxinas son una amenaza.

Capítulo 29. Síndrome de ovario poliquístico

El síndrome del ovario poliquístico, de las siglas SOP, es un trastorno presente en las mujeres que tienen niveles muy elevados de una hormona llamada andrógeno. Tanto hombres como mujeres poseen naturalmente andrógeno, pero la tendencia en el género masculino es mantener un nivel alto, cuando esto ocurre en una fémina aparecen algunas complicaciones.

Las irregularidades menstruales, el aumento de vello facial, la aparición de acné y la infertilidad son algunos síntomas del SOP, como también el crecimiento de quistes en los ovarios, pero solo son apreciables mediante procedimientos médicos.

Una de cada diez mujeres en edad fértil padecen de síndrome del ovario poliquístico, es decir, el 10% de la población femenina en edades comprendidas entre 15 y 44 años. El 10% de las pacientes infértiles presentan quistes foliculares en sus ovarios.

¿Por qué se desarrolla el SOP?

Por lo general, una paciente con el SOP tiene una familiar directa que también lo padece, así que la predisposición genética para el trastorno es innegable, pero no hay evidencia suficiente que sustente que se trata del único causante.

El síndrome del ovario poliquístico se diagnostica en mujeres cuya edad oscila entre 20 o 30 años, pero puede aparecer en niñas y adolescentes, en cualquier caso es producto de un desajuste hormonal.

Cuando los niveles de andrógenos ascienden el estrógeno, y la progesterona descienden y estas hormonas están implicadas en la maduración y liberación de los óvulos durante la ovulación. Cuando se padece el SOP los óvulos maduros no se liberan y en lugar de esto permanecen en los ovarios cubiertos por líquido, por esto se generan quistes y abultamientos en los ovarios.

El diagnóstico temprano y el cumplimiento del tratamiento normalizan los síntomas del trastorno y evita que aparezcan complicaciones como diabetes tipo 2 y enfermedades cardíacas, que guardan una estrecha relación.

¿Cómo influyen los disruptores en el SOP?

Según diversos estudios, los disruptores endocrinos y particularmente el bisfenol A está presente concentraciones altas en adolescentes y mujeres adultas con SOP, en comparación con mujeres saludables. También se descubrió una mayor incidencia de hiperandrogenemia, lo que demuestra claramente la relación de los efectos en el sistema endocrino por parte de la sustancia.

Así pues, los científicos concluyen que la exposición constante a disruptores endocrinos como el bisfenol alteraran permanentemente la regulación neuroendocrina, reproductiva y metabólica, por lo tanto favorece el desarrollo del SOP en mujeres con predisposición genética o que bien podría acelerar y agudizar los síntomas en quienes ya lo padecen.

El bisfenol A es uno de los mayores responsables de problemas endocrinos hoy en día debido a su presencia en el plástico y el uso tan constante de nosotros con ese material. Una de las mayores preocupaciones es que los estudios más recientes con animales demuestran que se puede alterar drásticamente la función reproductiva por la exposición en el período perinatal.

Si el síndrome de ovario poliquístico se deben a un desorden en las hormonas implicadas en la reproducción y los disruptores endocrinos afectan precisamente el centro hormonal de nuestro organismo, no es de extrañar que el 30% de las personas clínicamente obesas y el 10% de las pacientes con diabetes presenten en alguna etapa de su vida el trastorno. Aquí se refleja una vez más la importancia de reducir el contacto con plástico en nuestro día a día. Es una medida que ya mencionamos en otros capítulos, sin embargo, dada las consecuencias derivadas del bisfenol y otros disruptores es más que conveniente recordarla.

Capítulo 30. Falla ovárica precoz

La falla ovárica precoz, también conocida como falla ovárica prematura (FOP) es una pérdida de la función normal de los ovarios antes de alcanzar los 40 años de edad. Se caracteriza por deficiencia en la producción de estrógeno, amenorrea e infertilidad femenina.

Falla ovárica precoz no es lo mismo que menopausia prematura, aunque con frecuencia se confunden, en el primero las mujeres tienen períodos menstruales irregulares u ocasionales durante años y existe la posibilidad de un embarazo si se lleva a cabo el tratamiento adecuado, la menopausia prematura lleva al cese de la actividad reproductiva y por ende desaparición total de la menstruación.

Estadísticamente, una de cada cien mujeres menores de 40 años sufrirá un fallo ovárico prematuro y tan solo una de cada diez mil mujeres que se encuentre en la década de los veinte años de vida. Por lo general, ayudar al paciente a recuperar los niveles de estrógeno previene complicaciones como la osteoporosis, que se produce cuando el cuerpo mantiene niveles bajos de estrógeno.

¿Qué origina este trastorno?

En el 90% de los casos diagnosticados se desconoce la causa de la falla ovárica precoz. Los avances médicos establecen que la FOP se desarrolla cuando aparecen dos tipos de problema en los folículos del ovario, que es el sitio donde se desarrollan los óvulos.

Puede ocurrir que los folículos dejen de funcionar antes de lo normal o que no funcionen bien e impidan el desarrollo del óvulo. Ciertas enfermedades genéticas, algunos trastornos metabólicos y tratamientos como la quimioterapia pueden ser responsables de estas dos condiciones en el ovario.

En los últimos años se ha evaluado el efecto de algunas sustancias tóxicas, como el humo del cigarrillo y los pesticidas, pues parece que existe una relación entre su efecto en la salud y la aparición del FOP.

¿Cómo influyen los disruptores endocrinos?

Ciertos metales como el cadmio y níquel, los disolventes y pesticidas, pueden afectar la función ovárica al desencadenar una alteración hormonal o autoinmune, o inducir la proliferación celular y apoptosis acelerada.

Los científicos consideran que el efecto de los disruptores se da a través de receptores de estrógenos y receptores de hidrocarburos aromáticos, dando lugar a tres mecanismos de acción diferentes.

En primer lugar puede generarse una atresia (disminución) folicular durante el crecimiento del óvulo gracias a un aumento del estrés oxidativo y apoptosis. También podrían alterar las vías de señalización influyendo en la foliculogénesis y finalmente existe la posibilidad modificaciones en el ADN que altere la función ovárica.

La foliculogénesis comienza en el desarrollo fetal y se piensa que la exposición ambiental y el estilo de vida de la progenitora puede desencadenar este tipo de problemas y algunos similares, no obstante, aún se busca evidencia para confirmar herencia transgeneracional de la FOP cuando proviene de contaminación ambiental.

¿Cómo evitar los metales pesados?

Los metales como el níquel y el cadmio, pueden encontrarse en los alimentos, pero también en los utensilios que utilizamos, las ollas de acero inoxidable, por ejemplo, liberan pequeñas partículas de la sustancia conforme se utiliza y se expone al calor, por lo tanto nuestra medida de prevención debe girar en torno a limitar su uso y conseguir otras alternativas para preparar alimentos.

Evitar el cigarrillo y el tabaquismo pasivo, es otra forma eficaz de evitar exponernos al cadmio y níquel, pues las plantas de tabaco absorben la sustancia de la tierra, pasa al cigarrillo y se liberan hacia la atmósfera en el proceso de combustión.

Disminuir y eliminar por completo el contacto con los metales pesados durante el embarazo puede prevenir enfermedades graves en el bebé, por lo tanto, debemos prestar atención a las frutas, verduras y pescado, que son las fuentes más comunes de metales en la alimentación.

Capítulo 31. Cáncer de ovarios

El cáncer ovárico o de ovarios es un tipo de cáncer que se origina en los ovarios. El aparato reproductor de una mujer tiene dos ovarios, uno a cada lado de las Trompas de Falopio y se encargan de producir óvulos y hormonas como el estrógeno y la progesterona.

Cuando las células en esta región del cuerpo comienzan a crecer sin control se origina la enfermedad, que no es muy fácil de detectar en etapas tempranas de hecho, solo en el 20% de los casos se hace una detección en las primeras fases y las pacientes más frecuentes son mujeres de edad avanzada, es decir, mujeres mayores de sesenta años.

Esta enfermedad es la segunda más común en la ginecología y para el año 2019 la Sociedad Americana Contra El Cáncer estima que en los Estados Unidos habrá cerca de 22.530 nuevos diagnósticos y aproximadamente 13.980 fallecidas.

El riesgo de cualquier mujer de padecer la enfermedad es de 78%, esto quiere decir que cada 78 féminas una será afectada y su probabilidad de morir es de uno en ciento ocho, sin tomar en consideración los tumores ováricos benignos que no representan un riesgo.

Gracias a los avances médicos y científicos las probabilidades de sobrevivir al cáncer de ovarios la tasa de supervivencia es de 44% en un plazo de cinco años, sin tomar en consideración la edad, fase o tipo histológico. La supervivencia es mucho más alta en los tumores de células germinales y carcinomas, se aproxima al 90% y tiene más diagnóstico en adolescentes y jóvenes.

¿Qué disruptores son los responsables?

Muchos disruptores endocrinos de la lista se consideran potencialmente peligrosos por ser promotores tumorales u ocasionar alteraciones en el comportamiento celular, pero algunas partes del cuerpo parecen más vulnerables que otras a la exposición con la sustancia.

Los plaguicidas, por ejemplo, al igual que los plastificantes como el bisfenol A, ftalatos, dioxinas, bifenilos policlorados y los hidrocarburos aromáticos policíclicos se asocian con el cáncer de ovarios debido a que pueden alterar la síntesis y el metabolismo de las hormonas sexuales esteroideas ováricas y esto genera desequilibrios importantes.

¿Cuál es su mecanismo de acción?

Los disruptores endocrinos actúan como estrogénicos o como androgénicos, pero independientemente de su comportamiento ambos pueden originar alteraciones endocrinas en los ovarios al unirse a los receptores de estrógeno (RE) o de andrógenos (RA) e interferir con la acción de las hormonas esteroides endógenas.

Un disruptor no actúa de una única manera, en realidad tiene varias alternativas por ejemplo, alterando la expresión o la actividad enzimática necesaria para la síntesis o degradación de los esteroides sexuales o modificando la expresión de los receptores de hormonas y su capacidad de unirse a sus ligandos.

En un estudio "in vitro" con células de cáncer de ovario se descubrió que el xenoestrógeno 1 bisphenol A, que tiene una estructura química similar al 17β-estradiol (E2) y está presente naturalmente en el cuerpo femenino, posee un efecto estrogénico en la inducción de los genes de la apoptosis, ciclo celular y del cáncer además se ha demostrado que una alta expresión de receptores ER-α en comparación con el tejido normal aumenta las probabilidades de que aparezca la enfermedad.

La salud femenina, por su capacidad creadora de vida y su dependencia endocrina parece ser más vulnerable al efecto de los disruptores endocrinos, pues hemos ya hemos visto cuatro patologías diferentes específicas de este género y aún quedan algunas más. Este es uno de los principales motivos que nos ha llevado a escribir este libro: la urgencia de tomar medidas en pro de la salud y el bienestar.

Capítulo 32. Infertilidad femenina

La infertilidad o esterilidad femenina es la dificultad para lograr o mantener un embarazo. Se trata de una condición que ha experimentado un aumento en los últimos años y que puede deberse a múltiples factores.

Los trastornos menstruales como la anovulación, endometriosis, anomalías en las trompas de Falopio o útero, problemas del moco cervical, enfermedades graves, edad, peso y estrés son los principales causantes de esta condición en una mujer, pero también hay pacientes que presentan una infertilidad inexplicable y otras cuyo problema se origina por la exposición a disruptores endocrinos.

En términos médicos se considera que una pareja es estéril cuando intentan sin éxito concebir un bebé por un período de un año o más tiempo. A nivel mundial se estima que entre el 10-18% de las parejas tienen algún tipo de problema para llegar a un parto exitoso, pero no siempre se debe a problemas femeninos.

Alrededor de un tercio de las veces la infertilidad en una pareja se debe a aspectos femeninos, un tercio a factores masculinos y otro tercio a una combinación de factores comunes entre ambos o causas indeterminadas, por eso en los últimos años los tratamientos de reproducción asistida han aumentado.

Nada más en España se hacen aproximadamente 50.000 tratamientos de fecundación *in vitro* y casi 30.000 inseminaciones artificiales al año. Es una fuerte evidencia de que algo está afectando la salud reproductiva de nuestra sociedad, así como el hecho de que el 3% de los bebés españoles nacen por técnicas de reproducción asistida según el director médico del grupo IVI, Antonio Requena.

Disruptores endocrinos y la infertilidad femenina

El efecto de un disruptor sobre la fertilidad femenina es muy variado pues no todas las sustancias actúan de la misma manera y no son el causante directo, sino que la infertilidad es una consecuencia de su acción en el aparato reproductor y el sistema endocrino, tal como demostramos en los siguientes párrafos.

Bisfenol A: Presente en latas, plásticos y biberones, este disruptor disminuye la calidad de la reserva ovárica, influye negativamente durante la implantación embrionaria y en el desarrollo del feto.

Triclosán: Este producto antiséptico disminuye de manera significativa la calidad del ovocito, que es la forma inmadura de un óvulo y con esto disminuye la posibilidad de una concepción.

PFC o perfluorados: Se usan por lo general como impermeables y antiadherentes y disminuyen de manera importante la tasa de embarazo y aumenta el riesgo de un aborto espontáneo.

Plaguicidas: Los plaguicidas aumentan el número de abortos y de embarazos ectópicos, en los que la implantación del embrión tiene lugar fuera del útero y por lo tanto no es viable.

Bifenilos policlorados: Esta sustancia que se utilizó antiguamente en maquinarias y ciertos componentes electrónicos genera endometriosis y una disminución de los niveles de la hormona antimulleriana (HAM) que determina la cantidad y calidad de los folículos ováricos en una mujer.

Los metales pesados también influyen sobre la fertilidad femenina al aumentar el riesgo de aborto, es decir, impiden la culminación exitosa de un embarazo. Así pues, el comportamiento de los disruptores en nuestro organismo es impredecible porque puede causar una patología o limitar nuestra capacidad reproductiva, pero no solo eso, también está en riesgo la salud del bebé.

Recordemos que muchos de estos disruptores son responsables de mutaciones genéticas y de algunos trastornos que trataremos más adelante en este libro.

Capítulo 33. Endometriosis

La endometriosis es una afección en la cual el tejido endometrial crece por fuera del útero de forma impredecible pudiendo alojarse sobre el peritoneo, los ovarios, intestinos, trompas de Falopio, vejiga, piel o pulmones, pero estos dos últimos sitios son menos frecuentes.

Aunque el tejido endometrial se aloje en otro sitio diferente al útero reacciona junto con las hormonas del ciclo menstrual y sangra, pero el flujo en otras partes del cuerpo no tiene una vía de escape y genera inflamación, dolor y cicatrices internas en la paciente afectada.

Cuando el tejido del endometrio crece en los ovarios la sangre puede incrustarse y formar quistes fibrosos y cuando se localiza entre órganos puede causar adherencia y por lo tanto dolor.

No se conocen las causas exactas que generan la endometriosis pero se piensa que uno de los posibles motivos es que cuando una mujer tiene el periodo, se desarrolla un flujo retrógrado por el que las células viajan a través de las Trompas de Falopio y regresan a la pelvis. Algunos especialistas aseguran que la enfermedad se desarrolla a raíz de un fallo en el sistema inmunológico, para otros en cambio se trata de genética y se piensa que puedes transmitirse de una generación a otra.

Si revisamos las estadísticas mundiales nos daremos cuenta de que la patología es un factor que influye en la fertilidad, pues entre el 24%y 50%las mujeres que han padecido endometriosis tienen dificultades para concebir un hijo y que es una enfermedad recurrente en Estados Unidos, donde se calcula que más de 5millones de mujeres están afectadas.

¿Por qué se genera la endometriosis?

Cuando aparece la endometriosis hay un fallo en las hormonas esteroideas femeninas, es decir, estrógeno y progesterona que se encargan de regular el crecimiento endometrial mediante la estimulación o proliferación celular.

Para llevar a cabo su función el estrógeno se debe unir a uno de los receptores de estrógeno (ER), que puede ser el ER-α o bien el ER-β. Estudios científicos en los que se estudió el tejido endometrial ectópico (fuera del útero) demostraron la expresión de receptores de estrógeno, principalmente ER-α, así que se asume que está fuertemente relacionado. También se ha encontrado en el tejido endometrial la presencia de aromatasa, una enzima que se encarga de producir estrógenos.

¿Cuál es el papel de los disruptores?

El papel de los disruptores endocrinos en el desarrollo de la endometriosis es poco concluso, pero se tiene evidencia de su efecto. En muchos trabajos se estudiaron los compuestos de forma individual pero no se encontró efecto alguno, sin embargo se sospechó de un efecto sinérgico, es decir, por la suma de otros factores, que más adelante fue demostrado.

Un trabajo médico midió el nivel de sustancias consideradas disruptores en 84 mujeres sometidas a laparoscopia por endometriosis y se descubrieron niveles 3,77 veces superiores en comparación con mujeres sin la patología. En pocas palabras, las mujeres con un alto nivel de sustancias en el organismo fueron más propensas a desarrollar la enfermedad.

Los disruptores endocrinos que se consideran potencialmente responsables del desarrollo de endometriosis ya los hemos mencionado en esta sección del libro y hemos explicado cómo evitarlos, son los PCBs, los compuestos perfluorados, plaguicidas, alquilfenoles, parabenos, bisfenol A y ftalatos.

Según los estudios ninguno parece ser el responsable directo, sino que todos lo son en el momento en que se encuentran en altas proporciones dentro del organismo, lo que resulta un poco más peligroso si se toma en cuenta lo difícil que es controlar algunas sustancias mencionadas.

Capítulo 34. Fibromas uterinos

Los fibromas uterinos, también conocidos como miomas o leiomiomas, son tumores benignos en el útero que aparecen durante la edad fértil de las mujeres. Sólo un 0,5% de los miomas se convierten en tumores malignos o sarcomas, que es cáncer que se origina en los tejidos musculares, la grasa y los huesos.

Un mioma varía mucho en tamaño, pueden ser muy pequeños y apenas perceptibles con la vista o ser muy voluminosos y distorsionar y agrandar el útero. De igual forma, puede aparecer uno solo o varios, crecer con el tiempo o disminuir su tamaño. La formación de un fibroma uterino tampoco sigue un patrón, puede ameritar años o desarrollarse rápidamente en poco tiempo.

Los miomas no resultan my peligrosos para la salud femenina, pero generan dolor, infertilidad y sangrado abundante que pueden ser controlados con el tratamiento adecuado. En Europa la cantidad de dinero anual que se invierte en el tratamiento de esta afección es alarmante.

Se estima que para el año 2016 el continente europeo gastó 1.400 millones de euros en tratamiento médico y pérdida de fertilidad ocasionada por endometriosis y fibromas de útero, y según la Escuela de Medicina de la Universidad de Nueva York las dos enfermedades fueron ocasionadas por disruptores endocrinos.

¿Qué sucede en el resto del mundo?

Europa tiene aproximadamente 24 millones de afectadas y muchas de ellas no consultan un médico sino hasta después de cinco años según la ginecóloga e investigadora del Instituto Karolinska, Helena Kopp. Pero esta elevada tasa no es exclusiva a la región, a nivel mundial el 40% de las mujeres entre 35 y 55 años tiene miomas uterinos.

Esto quiere decir que a la edad de 45 años cerca del 70% de las mujeres han desarrollado al menos un mioma pero lo ignoran pues en el 30% de los casos las mujeres no presenta ningún síntoma de forma inmediata, así que el tiempo transcurrido desde la aparición del mioma hasta la consulta con un médico no se trata de descuido por parte de la paciente.

¿Qué causa los fibromas?

No se sabe cuál es la causa exacta de la aparición de los miomas pero se sospecha de que los niveles elevados de estrógenos y posiblemente de progesterona estimulan su crecimiento.

Durante el embarazo, cuando aumentan los niveles de estrógeno y progesterona los miomas aumentan de tamaño, pero tienden a hacerse pequeños después de la menopausia, cuando sus niveles disminuyen por lo cambios propios de ese período, sin embargo, cuando se atraviesa el fin de la edad reproductiva las mujeres tienen mayor riesgo de desarrollar un fibroma debido a los picos de producción que experimentan las hormonas.

Las mujeres que son obesas y las de descendencia afroamericana tienen mayores probabilidades de padecer fibromas uterinos, pero a nivel médico no se ha descubierto cuál es el motivo.

¿Por qué se le atribuyen los fibromas a los disruptores?

Es muy probable que la aparición y crecimiento de los fibromas sea controlada por las hormonas (estrógeno y la progesterona)y es bien sabido que los disruptores endocrinos tienen la facultad de impedir y modificar la acción de natural de las hormonas y que su mecanismo de acción una vez que entran en el cuerpo es imprevisible.

Se considera que los disruptores responsables podrían ser los ftalatos, metales pesados, compuestos perfluorados y PCB's, pero se atribuye principalmente al primero.

En un estudio europeo en el que se analizó la orina de 145.000 mujeres europeas diagnosticadas con endometriosis y fibromas uterinos se encontró un nivel alto de ftalatos en sus muestras, lo que lleva a los médicos y científicos a llegar a esta conclusión, sin embargo, también se tiene evidencia de que las otras sustancias mencionadas influyen de manera importante.

Capítulo 35. Abortos recurrentes

El aborto recurrente es una pérdida consecutiva y no planificada o inducida de embarazos. Se considera que una pareja sufre de abortos recurrentes cuando experimenta tres o más abortos sucesivos antes de que éstos alcancen las veinte semanas de gestación.

Los abortos recurrentes son un problema reproductivo multifactorial y es difícil determinarlo porque afecta a una población muy heterogénea, es decir, muy variada.

Estadísticamente, cerca del 1 y 3% de las parejas en edad reproductiva pierden un embarazo de forma improvista, el 15% de las gestaciones reconocidas clínicamente terminan en abortos y el 25% de las mujeres en general experimentarán un aborto por lo menos una vez en su vida.

La influencia de los disruptores endocrinos en los abortos recurrentes es bastante amplia y compleja porque no se puede atribuir una única causa, sino a muchos factores que podrían afectar tanto a los padres como al embrión.

Abortos ocasionados por disruptores endocrinos

En capítulos anteriores hemos explicado algunas patologías que se desarrollan en el aparato reproductor femenino gracias a la presencia de un agente químico disruptor, estas enfermedades podrían llegar a ser responsables de abortos recurrentes en una mujer, veamos a continuación el por qué:

Miomas uterinos: Se cree que estos tumores benignos se originan por un descontrol en los niveles de estrógeno y progesterona. Aquí encontramos dos posibilidades para la pérdida de un embarazo.

El equilibrio hormonal es esencial para que dentro del cuerpo tenga lugar una gestación, si se logra una concepción pero las condiciones no son idóneas el embrión no tendrá un sitio seguro para alojarse ni protección y eventualmente se perderá el embarazo. Por otra parte los miomas de gran tamaño pueden distorsionar el útero y hacer que el espacio para el embrión sea muy reducido.

Endometritis crónica: La endometriosis también tiene causas hormonales, pero en lugar de tumores benignos general lesiones intrauterinas y en otras partes de la pelvis, las cuales presentan sangrado e inflamación. La endometriosis se asocia con etiología de aborto recurrente entre 5 a 27%.

Afectación espermática: En algunos casos el motivo de los abortos recurrentes podrían no estar en la madre sino en el progenitor. La calidad del espermatozoide que logra fecundar al óvulo es esencial para mantener un embarazo exitoso.

El estudio del componente masculino en casos de pérdidas recurrentes demostró que en estos hombres el daño en el ADN era 16% mayor comparado con hombres fértiles cuya pareja no tenía problemas para concluir un embarazo.

La fragmentación de ADN presente en los espermatozoides se asocia a numerosos indicadores de salud reproductiva, por ejemplo, calidad embrionaria, implantación, aborto espontáneo y malformaciones congénitas.

Obesidad, resistencia a la insulina y ovario poliquístico: Diversos autores afirman que estas patologías están relacionadas con un mayor riesgo de aborto espontáneo debido al desequilibrio y modificaciones que sufre el organismo, por ejemplo, las mujeres con diabetes insulino-dependiente cuyo control de la enfermedad es deficiente tienen una tasa 2 a 3 veces mayor de aborto que las mujeres no diabéticas.

Así pues, el aborto recurrente es más complejo de que lo se podría llegar a pensar. Lamentablemente las enfermedades ocasionadas por disruptores endocrinos están relacionadas de alguna u otra forma con la salud reproductiva de los padres o el desarrollo normal de un embrión.

Con las tasas tan altas de ovario poliquístico, obesidad y diabetes, es una necesidad imperiosa comprobar nuestra salud antes de planificar una familia, pues ahora sabemos que estas condiciones médicas hacen más difícil la tarea de traer un bebé al mundo.

Capítulo 36. Retraso del crecimiento intrauterino

El retraso del crecimiento fetal o crecimiento intrauterino restringido, es una afección que provoca que el bebé en formación sea más pequeño de lo que se espera para su edad gestacional. Cuando se presenta, el feto no crece dentro del útero a la velocidad que debería y por lo general tienen un peso más bajo al momento del nacimiento.

A nivel de obstetricia y pediatría estos pacientes tiene un peso menor al percentil 10, es decir, que el bebe pesa menos que 9 de cada 10 bebés de su misma edad y esto es un motivo de preocupación tanto para los padres como para los proveedores de salud que lleven el embarazo.

La restricción del crecimiento fetal puede afectar el tamaño general del bebé, pero también el crecimiento de los órganos, los tejidos y las células y esto puede desencadenar problemas antes y después del nacimiento.

El 10 % de los casos de retraso de crecimiento intrauterino están relacionados con anomalías génicas específicas y errores congénitos del metabolismo que generan la interrupción del embarazo, por ejemplo, la trisomía 15. Algunos síndromes como el Turner, Edwards y Beckwith-Wiedman también son responsables de un crecimiento fetal lento.

¿Qué complicaciones trae el crecimiento retardado?

Un bebé con crecimiento intrauterino restringido puede presentar dificultades para respirar e infecciones, también es posible que necesite nacer antes y permanecer en el hospital mientras su cuerpo alcanza cierta estabilidad y madurez.

Algunos gestantes bajo esta condición mueren antes o después del nacimiento y un buen porcentaje se expone a adquirir problemas de corazón y vasos sanguíneos.

Para muchos expertos en salud la causa más común de los problemas de crecimiento del feto es el mal funcionamiento de la placenta, pero también puede deberse a la exposición a rayos-X, infecciones como rubéola, tensión alta durante la gestación y al consumo de tabaco. Este último coincide con los disruptores endocrinos.

Disruptores endocrinos y el crecimiento embrionario

El cadmio, que es uno de los metales pesados que actúa como disruptores del sistema endocrino se incorpora en la biomasa de plantas como el cacao y el tabaco y llegan al organismo de una persona cuando esta fuma.

Recordemos que al fumar se genera óxido de cadmio que es absorbido por el organismo rápidamente y se estima que el 50% de todo el metal que se inhala de esta forma ingresa al torrente sanguíneo, pero puede evitarse simplemente dejando el hábito de fumar y traería grandes beneficios para el feto.

Las mujeres embarazadas expuestas a cadmio tienen más posibilidades de experimentar abortos espontáneos y los fetos contaminados bajo peso al nacer, esto se debe a que el metal disminuye la síntesis de leptina, una hormona que regula la organogénesis y el desarrollo fetal.

Por otro lado, parece ser que la combinación de múltiples disruptores en el organismo de la madre aumenta drásticamente la probabilidad de que el crecimiento fetal se retarde, así lo demostró un estudio llevado a cabo por Instituto de Salud Global de Barcelona.

Los resultados de la investigación demuestran que las mujeres con trabajos clasificados como expuestos a uno o más grupos de disruptores endocrinos tenían un 25% más de riesgo tener un bebé con bajo peso y que el riesgo es proporcional al número de sustancias de exposición, es decir, se multiplica.

Resulta sorprendente descubrir las diversas formas en las sustancias que hemos visto en este libro pueden afectar nuestra vida, incluso antes del momento de nacimiento cuando nuestro cuerpo todavía está en formación y no somos conscientes de lo que sucede.

Capítulo 37. Parto prematuro

Un parto prematuro o antes de tiempo ocurre tres semanas antes de la fecha prevista clínicamente. Se considera que una mujer tiene un parto y un bebé prematuro cuando el nacimiento se da antes de la semana 37 de gestación.

El embarazo humano dura 40 semanas desde el primer día de la última menstruación, lo que equivale a 9 meses y es el tiempo suficiente para que todos los órganos, sistemas y aparatos del bebé culminen su formación y alcancen la madurez necesaria para independizarse del cordón umbilical, pero cuando ocurre el parto antes de tiempo el bebé presenta problemas de salud.

Según las estadísticas de la Organización Mundial de la Salud (OMS), cada año nacen 15 millones de niños prematuros en todo el mundo, y lamentablemente un millón de ellos no consigue sobrevivir debido a que las condiciones de su cuerpo no se lo permiten.

El parto prematuro es una causa importante de enfermedades (morbilidad) y mortalidad perinatal, por ejemplo, Estados Unidos tiene una incidencia de partos antes de tiempo de 12%, pero si excluimos las malformaciones congénitas el 75% de las muertes perinatales y el 50% de los problemas neurológicos se deben a la prematuridad del bebé.

El bebé prematuro puede tener un tamaño pequeño con una cabeza desproporcionadamente grande, pocas reservas de grasa y por ende ser más delgado, problemas para respirar y pocos reflejos de succión, además puede nacer cubierto de lanugo o cabello fino.

¿Qué causa un parto prematuro?

El nacimiento adelantado de un bebé puede deberse a una infección de la madre, a una enfermedad renal, obesidad, problemas cardíacos o tiroideos, diabetes o anemia grave, entre muchas otras enfermedades y alteraciones.

Otras condiciones como tener menos de 17 años o más de 35, haber sufrido con anterioridad un parto prematuro, exceso de actividad física, un útero con forma anormal, estrés y depresión también son responsables de los partos adelantados, pero desde luego los disruptores endocrinos tiene un papel importante.

Ftalatos, bisfenol, bifenilos y partos prematuros

Gracias a diversos estudios los científicos creen que la exposición a ftalatos, bisfenol, bifenilos, pesticidas organoclorados y compuestos perfluorados aumenta el riesgo de un parto prematuro, pero se considera que su acción en conjunto es más peligrosa que el de cada sustancia por separado.

En un estudio de la Universidad de Michigan, se analizó la orina de casi 500 mujeres embarazadas con partos prematuros en busca de rastros de ftalatos y los resultados del análisis de laboratorio se compararon con la orina de mujeres cuyo embarazo culminó en el tiempo previsto, la cantidad de la sustancia fue más alta en el primer grupo.

Otra investigación realizada en la Universidad de California, que apareció en la revista *Environmental Health Perspectives,*analizó un total de 268 mujeres participantes en una encuesta nacional de salud y se detectaron hasta 163 sustancias químicas diferentes en el 99% de las participantes.

Algunas de las sustancias que los científicos encontraron fueron bisfenol-A, bifenilos policlorados, pesticidas organoclorados, compuestos perfluorados, fenoles, ftalatos e hidrocarburos aromáticos policíclicos, pero se prestó más atención al Bisfenol A.

La conclusión del estudio fue que no todas las sustancias halladas en las madres se presentan en cantidades lo suficientemente peligrosas como para afectar al embarazo, pero algunas de ellas en cantidades altas afectan la gestación de forma importante.

Además los especialistas apuntan que la exposición a múltiples sustancias puede resultar más perjudicial para la salud que el impacto que podría causar un solo químico dentro del cuerpo.

Estas sustancias están vinculadas a los alimentos y al plástico y en capítulos anteriores hemos mencionado las medidas necesarias para evitarlas. Con la evidencia de que hasta la fecha de un parto puede verse afectada por los disruptores endocrinos es un hecho lo importante de tomar previsiones antes de planificar un familia.

Capítulo 38. Bajo peso al nacer

"Bajo peso al nacer" es la frase que se utiliza a nivel médico cuando un bebé nace pesando menos de 5 libras y 8 onzas. La Organización Mundial de la Salud (OMS) define que un bajo peso al nacer está por debajo de los 2.500 g.

El nacimiento prematuro y el crecimiento fetal restringido, dos afecciones que vimos anteriormente, son las principales responsables un nacimiento por debajo del peso normal. Algunos bebés son saludables a pesar de estar delgados y no presentan problemas durante su desarrollo, sin embargo, otros tienen graves problemas de salud.

Un bebé recién nacido con poco peso corporal podría tener problemas con la alimentación, el aumento de peso normal que debe experimentar mes a mes y podría tener dificultades para combatir infecciones.

Si revisamos las estadísticas mundiales observamos que entre un 15% y un 20% de los bebés está por debajo de su peso normal, lo que equivale a 20 millones de neonatos por año. En Estados Unidos cerca del 8% de los nacimientos es de peso bajo.

La OMS tiene como objetivo para el año 2025 reducir en un 30% el número de niños con este problema, para lograrlo debe reducirse la tasa anualmente en un 3% entre 2012 y 2025, así la cantidad de recién nacidos afectados pasaría de 20 millones a 14 millones.

¿Por qué un niño nace con bajo peso?

Ciertas infecciones y sobre todo los problemas genéticos afectan el organismo del bebé en desarrollo por lo que su cuerpo no se desarrolla como debería y pueden hacer que sea más pequeño y delgado de lo que debería en el momento de su nacimiento. También afecta su gestación, es más probable que un feto con problemas congénitos nazca antes que un feto que no los tiene.

Los hábitos de la madre también influyen en el peso que puede ganar un bebé durante el embarazo. Fumar, beber alcohol y consumir drogas ilegales son prácticas que afectan el desarrollo fetal y retardan su crecimiento, aumentando las posibilidades de un parto prematuro y por ende un peso deficiente al nacer.

Desde luego existen factores ambientales asociados al bajo en neonatos, sobre todo la exposición a disruptores presentes en los retardantes de llama, las sustancias químicas perfluoroalquiladas y el plomo, que intervienen en el desarrollo fetal a un punto que limitan seriamente su crecimiento.

Plomo y el bajo peso al nacer

Los niveles altos de plomo en una gestante pueden ocasionar abortos espontáneos y nacimientos sin vida, pero en otros casos puede generar un parto prematuro y bajo peso al nacer. Otros efectos que podrían encontrarse en un niño nacido bajo estas condiciones son problemas de aprendizaje y comportamiento.

Recordemos que el plomo se asocia con problemas cognitivos en los niños pequeños, intoxicación debido a la dificultad de su cuerpo a soportar dosis inofensivas para adultos y malformaciones, por eso cuando se trata de bebés y niños pequeños se deben tomar medidas de protección extra contra esta sustancia.

¿Qué hacer para evitar la exposición al plomo?

Una madre que sospecha que la exposición al plomo puede afectar su embarazo puede tomar las siguientes medidas cuando esté planificando crear su familia:

- Realizarse un examen de sangre para detectar los niveles del metal en sangre y comprobar que es apta o no para una gestación sana.

- Evitar pintar la habitación del bebé con pinturas a base de plomo y antes, durante y después del embarazo no se exponga a este producto.

- Solicitar información a las distribuidoras de agua potable sobre el tratado del agua que llega a su hogar.

- Realizar varias comidas al día. El plomo del ambiente se absorbe más fácilmente por el torrente sanguíneo y permanece más en el organismo cuando el estómago está vacío.

- Llevar una dieta baja en calcio, hierro, zinc, vitamina C, vitamina D y vitamina E que están asociados con el crecimiento de la cantidad de plomo que se absorbe en su flujo sanguíneo.

Capítulo 39. Telarca precoz

Se llama telarquía precoz o telarca precoz al desarrollo del tejido mamario en una niña con una edad inferior a los 8 años. La aparición del botón mamario por lo general es el primer signo visible de la pubertad en niñas y ocurre por un incremento de estrógeno, pero en condiciones normales debe ocurrir entre los 11 y 16 años.

La telarca precoz no es sinónimo de pubertad precoz aunque en niñas sanas la telarca sea el inicio de la pubertad. Existen niñas cuyo botón mamario aparece varios años antes que la menarquía o primera menstruación y la pubarquía, que es la aparición del vello púbico.

La incidencia anual de este trastorno en las niñas es de 1 en 5000, en otras palabras, cada año una de cada 5000 niñas es diagnosticada con telarca precoz, pero en el 60% de los casos la paciente tiene menos de 2 años y mayormente la condición se presenta desde el momento de nacimiento.

En el 85% de las niñas que presentan telarquía precoz se trata de un trastorno benigno y autolimitado llamado "telarquía aislada benigna" y no supondrá un problema grave para la pequeña ya que podrá llevar un desarrollo normal para su edad y no tendrá una pubertad precoz, pero sí debe permanecer bajo la vigilancia de un pediatra.

Solo el 15% de las niñas presentan pubertad precoz y aparecen de forma prematura otros caracteres sexuales, como vello axilar y pubiano o hemorragia vaginal.

Sustancias químicas asociadas a la telarca precoz

Existen tres sustancias con efecto de disruptor endocrino que se asocian a la aparición temprana del botón mamario en niñas, estas son: ftalatos, fitoestrógenos y lavanda. Los ftalatos, que tienen un efecto antiandrogénico, se encuentran en juguetes plásticos, productos de higiene infantil, cosméticos y en las pacientes con telarca precoz se ha observado una mayor concentración de metabolitos de esta sustancia en comparación con niñas sin ningún trastorno.

De igual forma, los productos como pesticidas, herbicidas y derivados de la industria química también inducen el desarrollo precoz de las mamas por medio de una actividad directa hacia el receptor de estrógenos, o mediante un aumento de la actividad de la enzima aromatasa, que genera un incremento de volumen glandular.

Sabemos perfectamente cómo evitar los ftalatos y esas medidas son aplicables a niños, sin embargo las otras dos sustancias no han sido mencionadas en el libro. Los fitoestrógenos están presentes en la soya y todos los productos que se obtienen de ella y la lavanda es una planta común que tiene efecto sobre el sistema endocrino.

Los fitoestrógenos son compuestos de actividad estrogénica que se encuentran naturalmente en plantas y alimentos, particularmente en la soya. Una niña cuya alimentación en rica en este tipo de alimentos está expuesta a padecer de telarca precoz debido a los efectos de la sustancia en su organismo.

La lavanda por su parte se integra en diversos productos cosméticos como cremas corporales y champús, pero esta sustancia tiene propiedades estrogénicas y actividades antiandrogénicas, lo que quiere decir que compite u obstaculiza las hormonas que controlan las características masculinas, lo que podría afectar a la pubertad y el crecimiento.

¿Cómo evitar la telarca precoz?

La telarca precoz puede prevenirse restringiendo la exposición de una niña a los ftalatos, los fitoestrógenos y la lavanda. Se puede sustituir la mayoría de sus juguetes plásticos por otros fabricados con un material diferente como madera, siempre y cuando no se utilicen resinas o plastificantes para protegerlos.

El material con el que está hecho su biberón, vaso y cubiertos también es importante, existen diversas empresas que se dedican a la fabricación de productos para bebés libres de sustancias químicas nocivas.

El consumo de soya y sus productos debe estar regulado por un pediatra y nutricionista de manera que si la familia consume el alimento con regularidad, la pequeña no se vea afectada.

Finalmente está la lavanda, una sustancia que puede evitarse fácilmente si se compran productos libres de ella. Estas medidas son fáciles de llevar a cabo pero muy efectivas para cuidar la salud y correcto desarrollo de una niña.

Capítulo 40. Pubertad precoz femenina

A nivel clínico se considera que una niña atraviesa por una pubertad precoz cuando en su cuerpo aparecen los primeros cambios físicos de la edad adulta antes de los 8 años, esto incluye los aspectos relacionados con el desarrollo sexual.

En las niñas la primera pauta puberal es el desarrollo mamario, luego tiene lugar la aparición de vello púbico y vello axilar y por último llega la primera menstruación, que ocurre entre dos y cuatro años después de la telarca y normalmente se da entre los 12 y 16 años.

La pubertad precoz parece tener una incidencia distinta según los genes de la niña afectada, por ejemplo, en afrodescendientes aparece en un 20-30%, mientras que en niñas con genes caucásicos se presenta en un 8-10% de la población.

Existen dos tipos de pubertad precoz, una dependiente de la hormona liberadora de gonadotropinas y otra independiente, se les conoce con el nombre de pubertad precoz central y periférica respectivamente.

La pubertad precoz dependiente de gonadotropinas (GnRH) se presenta en ambos sexos y es de 5 a 10 veces más frecuente en las niñas. En este trastorno activa el eje hipotálamo-hipofisario que determina el aumento de tamaño y maduración de las gónadas, desarrollo de los caracteres sexuales secundarios y ovogénesis o espermatogénesis.

En la pubertad precoz independiente de GnRH aparecen los caracteres sexuales secundarios debido a las altas concentraciones circulantes de estrógenos o andrógenos, pero no hay activación del eje hipotálamo-hipofisario y por lo tanto no hay maduración de las gónadas.

¿Qué induce una pubertad precoz en las niñas?

Existen muchos factores que pueden inducir una pubertad precoz en las niñas, por ejemplo la obesidad y la exposición a disruptores endocrinos.

Un estudio reciente examinó a más de 1.100 niñas a los 9 años y luego a los 26 años y se descubrió que cada incremento en un desvío estándar del Índice de Masa Corporal (IMC) a la edad de 9 años se correlacionó con el doble de posibilidades de tener la menarca antes de los 12. Esto se debe fundamentalmente a una hormona llamada leptina que se produce por el tejido graso, inhibe el apetito y promueve la liberación de kisspeptina, otra hormona cuya función es estimular las neuronas encargadas de activar la hormona liberadora de gonadotrofinas.

Así pues cuanto más tejido graso tenga una niña, mayor nivel de leptina y kisspeptina tendrá su organismo y por ende un inicio más temprano de la pubertad.

El efecto de los disruptores endocrinos ahora es muy específico gracias al esfuerzo del Instituto Nacional de Ciencias de la Salud Ambiental y la Agencia de Protección Ambiental de EE. UU, que tiene pruebas claras de cuales productos de uso común y sustancias químicas inducen una pubertad precoz.

Los científicos demostraron que los geles antibacteriales, productos de aseo personal y sustancias de limpieza contienen triclosan, ftalatos, parabenos y fenoles, cuatro sustancias que provocan la aparición temprana de senos, vello púbico y otras características de desarrollo sexual.

Su estudio consistió en evaluar 179 niñas y 159 niños. Durante el experimento midieron las concentraciones de las cuatro sustancias en la orina recolectada de las madres durante el embarazo y posteriormente la de los niños cuando alcanzaron los 9 años de edad. El tiempo de pubertad se evaluó cada 9 meses entre las edades de 9 y 13 años.

Al analizar los resultados los científicos a cargo de la investigación descubrieron que:

- El nivel alto de triclosan en la orina materna durante el embarazo podría tener una mayor influencia en la aparición temprana de los períodos menstruales.

- El nivel alto de ftalatos en la orina de la madre durante la gestación podría acelerar el desarrollo del vello púbico.

- Las niñas con niveles altos de metilparabeno o propilparabeno en la orina presentaron una aparición temprana de la menstruación, botón mamario y vello púbico en comparación con las otras niñas de su edad.

- Las niñas con altos niveles de 2,5-diclorofenol en la orina tuvieron un desarrollo tardío del vello púbico.

Se ha demostrado que las niñas que experimentan una pubertad precoz tienen un mayor riesgo de cáncer de mama y ovario, además de que su conducta y autoestima se ve más afectada que la de sus congéneres.

Estos problemas pueden evitarse con medidas sencillas, tales como evitar la exposición al plástico tanto en la madre como en el niño y reducir a lo indispensable los productos cosméticos y de limpieza, prefiriendo siempre las opciones libre de químicos peligrosos.

Capítulo 41. Pene de tamaño pequeño

La microfalosomia, enfermedad de Shadi o micropene, es un pene con longitud muy corta en comparación con un miembro masculino promedio. Un pene pequeño en estado flácido es de dos centímetros y erecto no alcanza más de siete. Existen algunos casos en los que apenas es visible el genital masculino, pareciéndose más al clítoris femenino.

Por ideas impuestas socialmente muchos hombres consideran que tienen un pene pequeño, pero para determinar a nivel médico un pene pequeño se considera también la base, no solo la parte libre.

En otras palabras, un pene pequeño en erección máxima no supera los ocho centímetros desde el hueso pubiano hasta la punta del glande, con el prepucio retraído. De esta manera, solo un porcentaje reducido de la población mundial masculina se ve afectada por esta condición, 1 de cada 10.000 hombres.

¿Por qué un niño nace con microfalosomia?

Un pene de tamaño pequeño es el resultado de un estímulo androgénico insuficiente, lo que conlleva un crecimiento retardado de los genitales externos en los varones. Esta condición puede ser causada por hipogonadismo primario o por disfunción hipotalámica o hipofisiaria.

El hipogonadismo es un trastorno en el que las características sexuales del hombre no están bien desarrolladas por una maduración biológica tardía, como el retraso constitucional del crecimiento, o por una lesión testicular que afecta la producción de testosterona y de esperma, en este caso se trataría de hipogonadismo hipergonadotrópico.

La microfalosomia también puede deberse a alteraciones en la meiosis, que es el proceso de reproducción celular. En este caso se produce una diferenciación inadecuada de las células de Leydig, que son las productoras de testosterona, la hormona sexual más importante en el hombre y se localizan en los testículos.

La deficiencia de testosterona durante el embarazo es uno de los factores que también se consideran responsables del tamaño pequeño en un pene y de otras anomalías genitales. Cuando el feto masculino no produce suficiente testosterona o la madre no produce suficiente hormona gonadotrofina coriónica humana los genitales masculinos tienen dificultades para desarrollarse.

¿Los disruptores pueden ocasionar un pene pequeño?

Hasta hace poco no se tenía pruebas claras de que los disruptores endocrinos tuviesen influencia alguna en el desarrollo de la microfalosomia, de hecho, se atribuía esa condición a enfermedades congénitas y si bien existe cierta relación no es el único factor influyente.

Un estudio publicado en la revista *PLOS Computational Biology* reunió y analizó miles de expediente médicos de Estados Unidos en busca de una respuesta para la tasa elevada de autismo y discapacidades mentales que se presentaban en algunos condados del país.

Los investigadores descubrieron que ambas patologías coinciden geográficamente con las áreas en las que los niños tienen una alta incidencia de malformaciones en los genitales.

De forma más específica, los niños varones con desórdenes del espectro autista tenían una probabilidad 5.53 veces mayor de tener malformaciones genitales.

Según los expertos que llevaron a cabo el estudio, hay mayor incidencia de niños con malformaciones genitales cuando los progenitores se exponen a pesticidas y sustancias contaminantes como plomo, hormonas, plastificantes y fármacos y estas sustancias también se asocian con el desarrollo de autismo y discapacidades intelectuales.

Andrey Rzhetsky, uno de los investigadores a cargo y miembro del Centro Médico de la Universidad de Chicago, explica que el autismo parece estar fuertemente asociado con la tasa de malformaciones genitales masculinas en Estados Unidos, lo que señala que el problema proviene de la carga ambiental, en otras palabras, están seguros de que las sustancias químicas mencionadas tiene un efecto en el desarrollo de la microfalosomia.

Capítulo 42. Criptorquidia

La criptorquidia es un problema genital que afecta exclusivamente al género masculino y se caracteriza por el descenso incompleto de uno o ambos testículos hacia el escroto. Por lo general, el bebé que lo presenta también padece de una hernia inguinal.

El diagnóstico de la criptorquidia se realiza mediante un examen físico por parte de un pediatra y a veces es necesaria una intervención quirúrgica para retirar el testículo que no descendió.

Desarrollo normal de los testículos en fases tempranas

El desarrollo testicular normal en cualquier bebé varón comienza desde el momento de la concepción y tienen lugar en la cavidad retroperitoneal del feto y luego se dirige a la bolsa escrotal. El descenso debe darse entre las 28 y 40 semanas de gestación y está asociada a procesos hormonales y mecánicos.

Según las estadísticas, la criptorquidia afecta a alrededor del 3% de los recién nacidos a término y hasta al 30% de los recién nacidos antes de tiempo. Dos tercios de los testículos no descendidos antes del nacimiento llegan a las bolsas escrotales espontáneamente durante los primeros 4 meses de vida. Así que el 0,8% de los bebés requieren tratamiento posterior.

El 80% de los casos de criptorquidia son diagnosticados clínicamente poco tiempo después del nacimiento, el restante se realiza durante la infancia o adolescencia temprana. El testículo no descendido permanece en el conducto inguinal, a lo largo del recorrido de descenso, en la cavidad abdominal o retroperitoneal cerca de los riñones, pero esto ocurre con menor frecuencia.

La criptorquidia puede ser unilateral cuando un solo testículo no desciende o bilateral si ambos no alcanzan las bolsas escrotales. Normalmente, solo uno de los testículos se ve afectado pero aproximadamente el 10% de los casos afecta ambos.

¿Por qué se presenta la criptorquidia?

El descenso testicular se encuentra condicionado por factores hormonales, por ejemplo, por andrógenos o factor de inhibición mülleriano; físicos como la regresión del gubernáculo y presión intraabdominal; y por la exposición materna a sustancias estrogénicas o antiandrogénicas.

Algunas condiciones como el nacimiento prematuro, crecimiento intrauterino restringido, embarazos de gemelos y bajo peso al nacer pueden ocasionar criptorquidia en el bebé, así como la diabetes gestacional, algunas alteraciones cromosómicas y la edad avanzada de la madre.

Disruptores endocrinos y criptorquidia

Hasta la fecha los disruptores endocrinos que más se asocian con los problemas en el aparato reproductor masculino del feto están presentes en los pesticidas y para demostrarlo un grupo de investigadores de la década de los noventa realizó una investigación.

Los científicos partieron de la hipótesis de que la sustancia con actividad hormonal presente en los pesticidas aumenta el riesgo de criptorquidia, así que contabilizaron 270 casos de orquidopexia en niños con edad comprendida entre 1 y 16 años.

La orquidopexia es la intervención quirúrgica que requiere la criptorquidia y el estudio se llevó a cabo en el Hospital Clínico de Granada. Para hacer más específico el estudio los investigadores utilizaron la residencia y el centro de salud como unidades geográficas de referencia para el análisis. Con estos datos se procedió a hacer una comparación.

En cada región se estimó la tasa de orquidopexia y ésta se comparó con el uso de pesticidas, de esta forma determinaron que la frecuencia de criptorquidia aumentaba paralelamente con el uso de pesticidas en las diferentes regiones, con la excepción de la capital granadina.

Para ese entonces los investigadores no pudieron confirmar una relación directa entre los pesticidas y el riesgo de criptorquidia, pero sí demostraron una mayor frecuencia de orquidopexia en niños procedentes de los municipios cercanos a la costa mediterránea, que es una zona dedicada a la agricultura intensiva.

Con un tratamiento precoz en niño puede experimentar un crecimiento normal de sus genitales, ser fértil cuando alcance la edad reproductiva y reducir el riesgo de contraer cáncer de testículo.

Capítulo 43. Hipospadias

El hipospadias es una anomalía presente únicamente en varones, cuando se manifiesta el pene no se desarrolla de la manera usual sino que el meato urinario, que es el orificio por donde sale la orina, se localiza en la parte inferior del glande, en el tronco o en la unión del escroto y pene y no en la punta como debería.

Esta condición anatómicamente se debe al cierre incompleto de las estructuras peneanas durante la embriogénesis, por lo que la abertura uretral se desplaza a lo largo del lado ventral del miembro y no se ubica hacia la punta, así que el niño pude experimentar dificultad para orinar.

La formación anormal de la uretra se produce entre la semana 8 y 14 del embarazo y según su ubicación varía la gravedad del hipospadias, por ejemplo, 70% de los casos la uretra está localizada más abajo del glande o distalmente en el pene, estos se consideran leves, mientras que sólo el 30% de los casos presentan una gravedad alta.

¿Qué tan común es el hipospadias?

En Europa aproximadamente18,6 nacimientos de cada 10.000 presentan esta anomalía, mientras que en Norte América la prevalencia es mayor y puede observarse en 34,2 nacimientos de cada 10.0000.Asia es el continente con menor prevalencia, pues apenas alcanza un 0,69 de nacimientos por la cifra mencionada.

Se considera que el hipospadias es una anomalía principalmente genética debido a que en el 7% de los casos existe por lo menos un familiar con el mismo problema, ya sea de primer, segundo o tercer orden y vinculado a su madre o padre. La probabilidad de que el hermano menor de un niño con hipospadias también se vea afectado es del 17%.

¿Qué complicaciones puede tener?

Cuando la uretra está cerca del glande se trata de un caso leve, pero conforme se acerca al escroto se torna más grave y pueden presentarse tanto problemas estéticos como funcionales. Cuando el hipospadias se presenta con otras malformaciones como la criptorquidia la fertilidad del individuo puede verse comprometida.

En los casos más graves puede generarse una torcedura del tronco del pene, lo que lleva la cabeza a una rotación y aproximación a la base, esto genera que sea disfuncional tanto para las relaciones sexuales como para la micción.

En otros pacientes el prepucio no se desarrolla totalmente y forma una capucha sobre la cima del glande, que se achata e inclina debido al estrecho tejido que lo envuelve. El resultado es una curvatura completa del miembro masculino.

¿Puede generarse por disruptores?

En diversos estudios se ha utilizado animales y se ha evaluado el efecto de la exposición materna a estrógenos sintéticos para determinar si era un factor importante en la aparición de hipospadias en la descendencia, en la mayoría de estos estudios se obtuvo un resultado positivo, sin embargo, gracias a la diferencia entre esas especies y nosotros, su efecto sobre los humanos aún sigue en discusión.

Otra hipótesis importante explica que algunos trastornos reproductivos masculinos como la criptorquidia, infertilidad y cáncer testicular se interrelacionan entre sí en un trastorno llamado síndrome de disgénesis y también tiene origen en la exposición de la madre a estrógenos durante el embarazo.

Por ahora hace falta más evidencia para determinar qué sustancias químicas pueden originar esta condición en un feto y para establecer las pautas preventivas. Dada la relación que existe entre otras enfermedades del aparato reproductor masculino infantil, es importante seguir con las mismas formas de protección contra la sustancia.

Capítulo 44. Ginecomastia puberal

La ginecomastia puberal, en términos sencillos, es el crecimiento de las glándulas mamarias en los varones durante la pubertad. Se trata de una situación transitoria y benigna que no afecta la salud del joven en desarrollo, solo su apariencia. En muy pocos casos representa un problema endocrino grave.

La ginecomastia puede ser unilateral, cuando crece una sola mama o bilateral en caso de que el desarrollo del tejido mamario se presenta en ambas y básicamente lo que experimenta el adolescente es el aumento en el volumen del tejido alrededor del pezón, puede generarle molestia al tacto pero no supera los 4 cm.

Algunos hombres y niños que padecen obesidad tienen grasa en la zona pectoral debido al sobrepeso, no se trata de desarrollo mamario pues tiene consistencia más blanda y una forma irregular.

Al cabo de tres años el cuerpo del joven volverá a la normalidad. Por lo general no se recetan medicamentos o cirugía, pero sí debe prestarse atención a su salud endocrina.

¿Por qué ocurre?

Tantos hombres como mujeres poseen tejido mamario en la zona pectoral, pero sólo en las féminas se desarrolla de forma permanente durante la pubertad y cumple una función en la reproducción.

En el tejido mamario masculino hay receptores de estrógenos y andrógenos y el desbalance entre estas hormonas es lo que genera la ginecomastia. La estimulación de estrógeno y la inhibición de andrógeno inducen el crecimiento de las mamas. Se cree que la hormona leptina, presente en el tejido graso, interviene en el desarrollo de mamas en el varón debido a que aumenta la actividad de la aromatasa, una enzima responsable de un paso fundamental en la biosíntesis de los estrógenos.

Algunos hombres no obesos presentan elevados niveles de leptina, lo que refuerza esta teoría. Aproximadamente el 50-60% de los niños desarrollan ginecomastia transitoria en alguna fase del desarrollo puberal, pero se da con frecuencia entre los 13 y los 14 años. En el 90% de los casos los niveles de andrógeno alcanzan los niveles adultos y el tejido mamario sufre una involución, esto puede ameritar de uno a tres años.

¿Cómo afectan los disruptores la aparición de mamas en los jóvenes?

Un estudio del Instituto Nacional de Ciencias de la Salud Ambiental de Carolina del Norte, Estados Unidos, afirma la lavanda y el aceite té de árbol contienen agentes químicos que actúan como disruptores endocrinos y que son los responsables en gran medida del crecimiento del tejido mamario en los adolescentes.

Estas dos sustancias están presentes en jabones de baño, lociones corporales, perfumes y detergentes para la ropa y normalmente se utilizan en aceites para aplicar directamente sobre la piel, porque su influencia en el sistema endocrino es poco conocida.

El efecto que tienen la lavanda y el té de árbol en el organismo es antiandrogénico, lo que quiere decir que inhibe las hormonas masculinas permitiendo la actividad de las hormonas femeninas, como el estrógeno, por este motivo un hombre podría desarrollar mamas, que es una característica física femenina.

Hasta el momento no se tiene evidencia de que otras sustancias químicas sean responsables de la ginecomastia y se trata de una condición temporal en el varón, solo en caso de que se presenten otras anormalidades en su desarrollo se convierte en una verdadera preocupación por el riesgo de su salud.

Capítulo 45. Infertilidad masculina

Un hombre se diagnostica como infértil cuando tiene dificultades para embarazar a una mujer después de haberlo intentado varias veces a lo largo de un año.

Esta condición puede girar en torno a una baja producción de espermatozoides, a que éstos funcionen de manera anormal o que los conductos de trasporte espermático estén obstruidos de alguna manera. Ciertas lesiones, enfermedades y factores del estilo de vida pueden disminuir la fertilidad masculina.

La mayoría de hombres no perciben otro síntoma diferente a la dificultad de concebir un hijo, pero podrían experimentar dificultad para eyacular, reducción del deseo sexual y disfunción eréctil.

Las estadísticas indican que en el 40% de los casos el problema de infertilidad proviene de los testículos y se estima que 1 de cada 20 hombres tienen un bajo número de espermatozoides en el eyaculado y que 1 de cada 100 no expulsa esperma en la eyaculación. En el 60% de los pacientes no se encuentra una causa para su condición.

Fertilidad masculina

La fertilidad del hombre y por ende su capacidad de embarazar a una mujer se basa en la cantidad y la calidad de sus espermatozoides. Si un hombre aspira a lograr una concepción debe:

- **Tener espermatozoides saludables:** Por lo menos uno de sus testículos debe funcionar de forma correcta y su organismo debe producir los niveles adecuados de testosterona.

- **Conductos seminales saludables:** El esperma se transporta en el semen y esta mezcla se conduce fuera del pene en la eyaculación. No debe existir obstrucciones de ningún tipo en estos conductos.

- **El esperma debe ser funcional:** Un espermatozoide debe moverse (motilidad) rápidamente, si no lo hace no alcanza el óvulo ni tiene la capacidad de penetrarlo.

- **La cantidad de esperma debe ser adecuada:** Si el recuento de espermatozoides es baja se reducen las posibilidades de una concepción. Debe estar por encima de 39 millones por eyaculación.

Infertilidad masculina y los disruptores endocrinos

Diversas sustancias se asocian a la infertilidad masculina, por ejemplo, los bifenilos policlorados, plaguicidas, metales pesados y ftalatos, que afectan principalmente los andrógenos. Los andrógenos se encargan de la espermatogénesis y el desarrollo de características físicas masculinas.

En las áreas rurales se observa menos calidad del esperma en comparación con las zonas urbanas y muchos autores consideran que esto se debe a la presencia de disruptores endocrinos en los pesticidas que se utilizan en la región. Otros estudios relacionan los bajos niveles de testosterona con los compuestos perfluorados.

Por su parte, los PCBs pueden disminuir la calidad del semen hasta en un 50 % y afectan tanto a la movilidad como a la viabilidad de los espermatozoides. El efecto de esta sustancia es uno de los más preocupantes, tanto así que de no prohibirse en 50 años los hombres podrían perder su capacidad de reproducirse por sí solos.

Finalmente se encuentran los metales pesados. En un estudio realizado en parejas estériles que llevaban a cabo su primera fecundación *in vitro* se analizó el esperma con el fin de encontrar biomarcadores que pudiesen predecir el resultado de este procedimiento médico pero que no estuvieran asociados con la concentración, viabilidad y movilidad del espermatozoide.

Los investigadores descubrieron que más del 40% de los hombres no estaba expuesto al plomo por motivos laborales ni fumaban, sin embargo la concentración de este metal en el plasma seminal y sanguíneo excedía el límite superior permitido y se correlaciona inversamente con la fertilización de los óvulos.

En otras palabras, cuando más plomo había en la sangre de los hombres del experimento menor era la tasa de ovulación, lo que desencadenaba infertilidad.

En nuestra sociedad es alarmante la tasa de infertilidad masculina. Para muchos especialistas e institutos de salud es un motivo de preocupación el hecho de cada vez sea más necesaria la maternidad asistida, es un indicativo de que algo nos está afectando profundamente y es momento de hacer algo al respecto.

Capítulo 46. Cáncer de testículo

El cáncer de testículo es un tipo de crecimiento celular anormal que puede desarrollarse en uno o ambos testículos. Se trata de una patología que afecta principalmente a hombres jóvenes, entre los 20 y 39 años de edad.

El cáncer testicular es frecuente en los hombres que tuvieron un desarrollo anormal durante la pubertad, padecieron criptorquidia o tienen un familiar que desarrolló cáncer. También es usual en adultos, solo el 6% de los casos se presenta en niños y adolescentes y el 8% en adultos mayores.

Las estadísticas mundiales señalan que en comparación con otras enfermedades oncológicas el cáncer de testículo es poco frecuente, de hecho, solo 1 de cada 250 varones se verá afectado en algún momento de su vida.

Para este año 2019, la Sociedad Americana Contra El Cáncer estima que se diagnosticarán alrededor de 9,560 nuevos casos y que aproximadamente 410 hombres morirán a causa de la enfermedad.

En los hombres estadounidenses el cáncer de testículo puede aparecer desde los 15 años de edad y se reportan más paciente por debajo de los 35 años. A nivel mundial la edad promedio de diagnóstico es de aproximadamente 33 años.

La mayor parte del tiempo la enfermedad se trata con éxito, así que el riesgo de que un hombre muera de este cáncer es de 1 en 5.000, no obstante la enfermedad ha duplicado su incidencia en las últimas décadas.

¿Qué ocasiona el cáncer de testículo?

Al igual que sucede con otras patologías similares no se conocen las causas exactas del cáncer testicular, pero los científicos afirman que está muy relacionada con otras afecciones como la criptorquidia y que los genes también están implicados.

La mayoría de las células del cáncer testicular que se han observado tienen copias adicionales de una parte del cromosoma 12, en otros casos se observa un número anormalmente alto de material genético y otros tejidos muestran modificaciones en otros cromosomas diferentes al 12.

Con esta información los científicos no pueden dar conclusiones definitivas, pero consiguieron un punto común por el cual comenzar.

Disruptores endocrinos implicados en la enfermedad

Tampoco se tiene evidencia clara de que un grupo específico de disruptores endocrinos promuevan el desarrollo de cáncer en los testículos, pero debido al aumento de pacientes en los últimos años a los científicos les quedan pocas dudas de que se trata de factores ambientales.

En la Universidad de Edimburgo, en Escocia, un grupo de científicos desarrolló un modelo con el que se pretende demostrar que la exposición embrionaria a los ftalatos aumenta exponencialmente el riesgo de desarrollar cáncer testicular entre los 20 y 40 años.

El equipo de investigadores realizó un injerto de tejido de fetos humanos abortados bajo la piel de ratones y en este modelo, las células germinales en los testículos también se encuentran en un estado crítico para saber si hay algún fallo en el desarrollo que pueda convertirlas en pre-cancerígenos.

Se utilizarán el ftalato y otras sustancias químicos presentes a nuestro alrededor consideradas inofensivas y se observará si predispone a los animales a desarrollar cáncer. Para los científicos este modelo tiene dos limitaciones.

En primer lugar es una interrogante si el efecto del ftalato sobre los ratones puede traducirse a los humanos y en segundo, el tiempo de vida y de desarrollo de estos animales es muy inferior al de nosotros, así que la dinámica podría ser distinta.

Con este prometedor estudio se pretende llegar a una conclusión que aporte más conocimiento sobre la enfermedad y las posibles maneras de evitarla.

Capítulo 47. Cáncer de próstata

El cáncer de próstata es un tipo de cáncer que se desarrolla en la próstata. Esta glándula forma parte del aparato reproductor masculino, su forma es similar a la de una nuez y se encarga de producir el líquido seminal que nutre y transportarlos espermatozoides.

La próstata se encuentra justo debajo de la vejiga, delante del recto y en su parte posterior coincide con las vesículas seminales, otras glándulas que producen la mayor cantidad de semen. El tamaño de esta glándula cambia con el tiempo, por eso en los jóvenes la próstata es más reducida que en los hombres adultos y esta modificación no se debe a ningún tipo de patología.

La evolución del paciente diagnosticado con cáncer de próstata no sigue un patrón específico. Generalmente crece despacio y se limita a la glándula prostática, donde no causa mucho daño, pero en otros pacientes el crecimiento es acelerado y puede diseminarse de forma rápida. La detección temprana tiene más probabilidades de un tratamiento exitoso.

¿Qué tan común es?

El cáncer de próstata es uno de los más frecuentes entre los hombres, al igual que cáncer de piel. Para este año se calcula que el número de diagnósticos será de 174.650 hombres en Estados Unidos, que el 60% de los pacientes serán adultos mayores de 65 años y que se producirán 31.620 muertes a causa de esta enfermedad.

A nivel mundial, la edad promedio de diagnóstico es 66 años y rara vez se presenta la enfermedad antes de los 40. En el

90% de los casos el cáncer se detecta cuando está limitado a la próstata ya los órganos adyacentes, clínicamente esto se denomina estadio local o regional y es más fácil de tratar.

¿Qué ocasiona el cáncer de próstata?

Las causas de este tipo de cáncer no son claras pero la información científica que se tiene hasta la fecha lo relaciona con la genética, la ascendencia, la obesidad y los niveles de colesterol en la sangre.

Por motivos aún no determinados los hombres con ascendencia afroamericana tienen un mayor riesgo de padecer la enfermedad. De igual forma si en la familia del paciente existe un sobreviviente de cáncer de mama las probabilidades aumentan.

Los hombres obesos en general corren más riesgo de cáncer en la próstata debido a los altos niveles de colesterol en su sangre ya que esta sustancia tiene un papel importante en la síntesis de los andrógenos, estrógenos y demás sustancias activas en la enfermedad.

El colesterol es el elemento protagonista en el metabolismo de los lípidos, la respuesta inflamatoria y demás elementos relacionados con la formación y progresión del cáncer, por ende, cuando el colesterol está elevado, aumenta el riesgo.

Disruptores endocrinos y cáncer de próstata

La acción de los disruptores endocrinos no está definida totalmente pese a que se han llevado a cabo diversos estudios. Se cree que la exposición fetal a pesticidas organoclorados como el clorpirifos y metales pesados como el arsénico juega un papel importante en el desarrollo de la enfermedad en la etapa adulta.

Estas dos sustancias químicas simulan las funciones de los estrógenos del bebé en formación y pueden alterarla profundamente, de manera que sea más sensible y propenso a la patología unas décadas después.

Tanto el clorpirifos como el arsénico no están prohibidos actualmente y supuestamente se utilizan por debajo de los límites legales y seguros, pero es una afirmación cuestionable dado el aumento en la prevalencia de la afección en los últimos años.

Capítulo 48. Autismo

"Autismo" es el término que se utiliza de forma general para referirse a los trastornos del espectro autista. Una persona con autismo se caracteriza por tener problemas de comunicación e interacción social, por presentar intereses fijos, dificultad para compartir y conductas repetitivas.

Los trastornos del espectro autista se manifiestan en la primera infancia y persisten durante toda la vida, normalmente el diagnóstico tiene lugar antes de los cinco primeros años, pues el pequeño podría padecer también hiperactividad, déficit de atención, epilepsia, ansiedad y depresión.

El nivel intelectual varía mucho entre los afectados, así que una persona con autismo puede presentar habilidades cognitivas altas y otros en cambio deficientes, pero en general establecen poco contacto visual, no acostumbran a realizar sonrisas sociales y rechazan cualquier tipo de contacto físico.

Los niños y adultos con trastornos del espectro autista tienen hipersensibilidad táctil, olfativa, gustativa y auditiva, lo que ayuda a mantener un comportamiento irritable. También tienen poca sensibilidad al dolor.

Las estadísticas mundiales señalan que 1 de cada 160 niños tiene un trastorno del espectro autista y sólo en España se estima que existen 450.000 personas diagnosticadas. La prevalencia del autismo es mayor en el género masculino que en el femenino.

Efecto indirecto de los disruptores endocrinos

La exposición directa a una sustancia química no genera el trastorno del espectro autista en la persona, pues se trata de una condición de nacimiento. El problema en realidad tiene origen durante la gestación y está muy relacionada con los niveles de hormona tiroidea de la madre.

Barbara Demeneix, autora del libro *"Cóctel tóxico: cómo la contaminación química envenena nuestros cerebros"* y directora de un importante estudio que involucró más de siete universidades a nivel mundial explica que la exposición a diversos disruptores endocrinos durante el embarazo aumenta el riesgo de cocientes intelectuales bajos y trastornos del desarrollo neurológico, como autismo.

Los investigadores que acompañaron a Demeneix compartían con ella la sospecha de que la mezcla de diversas sustancias en la gestación tenía más peso que cada una por separado, así que utilizaron una base de datos epidemiológicos compuesta por más de 2.300 mujeres embarazadas y crearon mezclas de químicos similares a las que estuvieron expuestas, con el fin de probarlas en animales de laboratorio.

Sus descubrimientos fueron reveladores, pues consiguieron que las concentraciones similares a la vida real interfieren en las redes neuronales y en la expresión de genes relacionadas con el espectro autista. También comprobaron que la mezcla de sustancias químicas actúa sobre la tiroides y sobre genes que regulan la expresión tiroidea y esta es esencial para el desarrollo de los fetos.

En estadios embrionarios tempranos la glándula tiroides no se ha desarrollado completamente, así que el feto depende del aporte de hormona tiroidea de su madre. Si ella tienen un nivel bajo no existe una forma de compensar la carencia y por ende el bebé corre el riesgo de padecer autismo y problemas cognitivos tras el nacimiento.

Este gran aporte deja una pista qué tan nocivo pueden ser los disruptores cuando actúan en conjunto y qué tan profundo es su impacto en nuestra vida. El autismo es una condición que se mantiene desde la niñez a la juventud y por lo general se acompaña de otras afecciones que hacen más compleja la vida de la persona.

No existe una cura para los trastornos del espectro autista, pero el conocimiento de que las hormonas de la madre influyen en el desarrollo de la alteración nos da una ruta clara para prevenirla.

Parte IV. Conclusiones

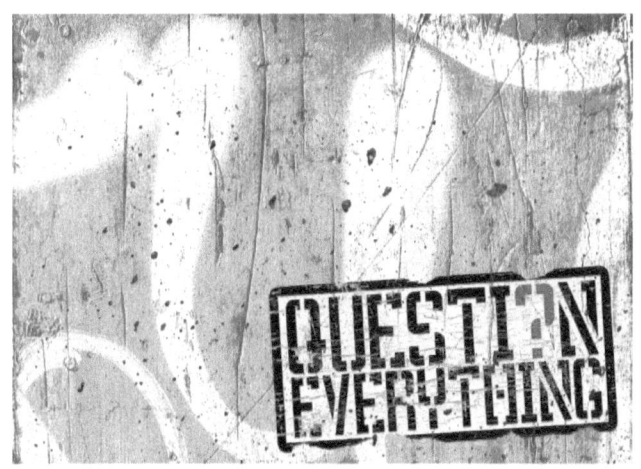

Capítulo 49. Mis recomendaciones preventivas para minimizar la contaminación

Como médico Especialista en Endocrinología y Medicina Familiar, mis recomendaciones preventivas para minimizar la contaminación con disruptores endocrinos son:

- Evitar los equipos eléctricos antiguos, recordemos que hace cuarenta años se utilizaban los PCB en su fabricación.

- Preferir alimentos orgánicos libres de pesticidas.

- Comprar utensilios de limpieza ecológicos o de empresas que aseguren la seguridad del usuario.

- Evitar el polvo, sobre todo en los niños menores a tres años de edad.

- Lavar ropa nueva antes de utilizarla con el fin de retirar los residuos químicos.

- Evitar lavados secos y con plastificados.

- Usar pinturas de base mineral o vegetal y comprobar siempre que estén libres de plomo.

- Usar termómetros digitales en lugar de termómetros con mercurio.

- Cuidar el consumo de pescado y mariscos, siempre comprobar su proveniencia.

- Reducir el consumo de enlatados, plásticos, alimentos calientes en plástico.

- Usar vidrio para microondas, no plásticos.

- No exponer las botellas plásticas al sol.

- Evitar sol en horarios dañinos con el fin de no usar protectores solares.

- Usar guantes y detergentes libres de nonilfenol.

- Reemplazar periódicamente los cepillos de dientes, al menos 3 veces al año.

Epílogo

"SOS Tóxicos hormonales" viene a ser una recopilación de temas que abordan diversos aspectos sobre la contaminación química del ambiente y cómo dichos compuestos repercuten en el estado de salud de las personas. El autor, Dr. Mario Vega Carbó, endocrinólogo clínico con más de 20 años de experiencia, organizó en cuatro secciones y más de cuarenta capítulos, los principales temas relacionados con los tóxicos químicos ambientales que afectan la salud, llamados de disruptores endocrinos.

La primera parte del libro expuso en un capítulo los conceptos básicos y generalidades sobre los disruptores endocrinos. Estas son sustancias químicas, por lo general, que son productos elaborados por el hombre y que se destacan por presentar entre sus efectos adversos alteraciones directas sobre la salud de los seres vivos, principalmente afectando la función y regulación del sistema endocrino, así como también pueden causar defectos del desarrollo embrionario, enfermedades genéticas e inclusive, neoplasias.

La segunda parte del libro dedicó cada uno de sus capítulos a presentar los principales tóxicos que se encuentran en el ambiente, cómo es su proceso de elaboración, de qué manera llegan a tener contacto con las personas y cuáles son los potenciales efectos sobre la salud. En esta sección se pudieron reconocer muchos compuestos presentes en diversos objetos que utilizamos a diario, por ejemplo, productos de limpieza, cosméticos, e inclusive, hasta sustancias derivadas de insecticidas y pesticidas para tratamiento de cultivos que llegan a nuestra mesa en las verduras y frutas que consumimos.

En la tercera sección trató cada una de las enfermedades y condiciones clínicas que tienen relación o que son influenciadas en su aparición, curso y evolución por estos tóxicos. Se comentaron brevemente los resultados de diversos estudios e investigaciones que evidencian los efectos de los disruptores endocrinos sobre diferentes órganos y sistemas del cuerpo, llevando al desarrollo de condiciones patológicas.

La sección final, a modo de conclusión, presentó una serie de recomendaciones y orientaciones destinadas a ofrecer recursos al lector para prevenir dichas enfermedades y cuidar de su salud.

Esperamos que el contenido del texto haya servido para su instrucción; el propósito siempre es educar al individuo para que cada uno pueda mejorar su salud.

¡Gracias por adquirir y leer *SOS Tóxicos Hormonales*!

Referencias bibliográficas

Bursian S., Newsted J., Zwiernik M. (2012). Polychlorinated biphenyls, polybrominated biphenyls, polychlorinated dibenzo-p-dioxins, and polychlorinated dibenzofurans. En: Ramesh C. Gupta (editor). Veterinary Toxicology. Academic Press, Oxford, pp. 779-796.

Arlene Blum, Simona A. Balan, Martin Scheringer, Xenia Trier, Gretta Goldenman, Ian T. Cousins, Miriam Diamond, Tony Fletcher, Christopher Higgins, Avery E. Lindeman, Graham Peaslee, Pim de Voogt, Zhanyun Wang and Roland Weber (2015) The Madrid Statement on Poly- and Perfluoroalkyl Substances. Environmental Health PerspectivesVol. 123, No. 5

Ulla B. Mogensen, Philippe Grandjean, Flemming Nielsen, Pal Weihe y Esben Budtz-Jørgensen. "Breastfeeding as an Exposure Pathway for Perfluorinated Alkylates" Environmental Science & Technology 20 de agosto de 2015 doi: 10.1021/acs.est.5b02237

Ecodes (2011) Los compuestos perfluorados (PFCs) están en el agua del grifo y los alimentos, y afectan la salud'. Entrevista a Damià Barceló disponible en: https://ecodes.org/noticias/los-compuestos-perfluorados-pfcs-estan-en-el-agua-del-grifo-y-los-alimentos-y-afectan-la-salud#.Xa8DocfQjIU

Universidad de Las Palmas de Gran Canaria (2014) Un experto en Toxicología de la ULPGC explica en El Mundo los efectos de los ftalatos. Entrevista a Luis Domínguez disponible   en: https://www.ulpgc.es/noticia/invesboada_20012014

AECOSAN (2013) Preguntas y respuestas sobre Bisfenol A. Documento original disponible en: http://www.aecosan.msssi.gob.es/AECOSAN/docs/documento s/ seguridad_ alimentaria/gestion_riesgos/Preguntas_respuestas_bisfenol_A. pdf

Cosmetic Ingredient Review (2017) Safety Assessment of Parabens as Used in Cosmetics. Disponible en: https://www.cir-safety.org/sites/default/files/paraben _web.pdf

Guodong Zhang (2018) Triclosan, a Common Antimicrobial Ingredient in Toothpaste, Soaps, Linked to Colonic Inflammation, Altered Gut Microbiota. Disponible en: https://www.umass.edu/newsoffice/article/triclosan-common-antimicrobial-ingredient

P. D. Darbre, A. Aljarrah, W. R. Miller, N. G. Coldham, M. J. Sauer and G. S. Pope (2012) Concentrations of Parabens in Human Breast Tumours. KOURNAL OF APPLIED TOXICOLOGY J. Appl. Toxicol. 24, 5–13 (2004) Published online in Wiley InterScience (www.interscience.wiley.com). DOI: 10.1002/jat.958

Murali K. Matta, PhD1; Robbert Zusterzeel, MD, PhD, MPH1; Nageswara R. Pilli, PhD (2019) Effect of sunscreen application under maximal use conditions on plasma concentration of sunscreen active ingredients JAMA. 2019;321(21):2082-2091. doi:10.1001/jama.2019.5586

C. A. DownsEmail authorEsti Kramarsky-WinterRoee SegalJohn FauthSean KnutsonOmri BronsteinFrederic R. CinerRina JegerYona LichtenfeldCheryl M. WoodleyPaul PenningtonKelli CadenasAriel KushmaroYossi Loya (2015) Toxicopathological Effects of the Sunscreen UV Filter, Oxybenzone (Benzophenone-3), on Coral Planulae and

Cultured Primary Cells and Its Environmental Contamination in Hawaii and the U.S. Virgin Islands. Archives of Environmental Contamination and Toxicology February 2016, Volume 70, Issue 2, pp 265–288

Cocca, Claudia; Ventura Clara; Nunez, Mariel; Randi, Andrea; Venturino, Andres (2015) Acta Toxicol. Argent. (2015) 23 (3): 142-152- 142 -El organofosforado clorpirifos como disruptor estrogénico y factor de riesgo para el cáncer de mama. Acta Toxicol. Argent. (2015) 23 (3): 142-152

De Waisbaum, R. G.; Rodriguez, Cristian RamonIcon ; Sbarbati, Norma Ethel (2017) Determination of TBT in water and sediment samples along the Argentine Atlantic coast. Environmental Technology 0959-3330

David Santillo, Iryna Labunska, Maureen Fairley y Paul Johnston. Greenpeace (2003) Consumiendo química. Una versión electrónica de este informe está disponible en la página web: www.greenpeace.org/espana_es/

Catherine E Rice, Kim Van Naarden Braun, Michael D Kogan, Camille Smith (2007) Screening for Developmental Delays Among Young Children --- National Survey of Children's Health, United States. Disponible en: https://www.researchgate.net/publication/265516534_Screening_for_Developmental_Delays_Among_Young_Children_---_National_Survey_of_Children's_Health_United_States_2007

Soler-Blasco R, Murcia M, Lozano M, Aguinagalde X, Iriarte G, Lopez-Espinosa MJ, Vioque J, Iñiguez C, Ballester F, Llop S. Exposure to mercury among 9-year-old Spanish children: Associated factors and trend throughout childhood. Environ Int. 2019 Jun 18;130:104835. doi:

155

10.1016/j.envint.2019.05.029. [Epub ahead of print]. PMID: 31226565

European Association for the Study of Diabetes (2015) Pesticide exposure is related to the risk of diabetes .European Association for the Study of Diabetes, news release, Sept. 15, 2015

Department of Analytical Chemistry The Connecticut Agricultural Experiment Station (2012) Removal of Trace Pesticide Residues from Produce. Disponible en: https://portal.ct.gov/CAES/Fact-Sheets/Analytical-Chemistry/Removal-of-Trace-Pesticide-Residues-from-Produce

Tianxi Yang, OrcidJeffery Doherty, Bin Zhao, Amanda J. Kinchla, John M. Clark, Lili He Effectiveness of Commercial and Homemade Washing Agents in Removing Pesticide Residues on and in Apples. J. Agric. Food Chem.201765449744-9752
Ángel Nadal (2012) Disruptores endocrinos. Disponible en: http://dspace.umh.es/bitstream/11000/4649/1/Ángel%20Nadal .pdf

Ángela L. Londoño, Beatriz Restrepo, Juan F. Sánchez, Alejandro García-Ríos, Adolfo Bayona y Patricia Landázuri Plaguicidas e hipotiroidismo en agricultores en zonas de cultivo de plátano y café, en Quindío, Colombia. Rev. Salud Pública. 20 (2): 215-220, 2018

Rzhetsky A, Bagley SC, Wang K, Lyttle CS, Cook EH Jr, et al. (2014) Environmental and State-Level Regulatory Factors Affect the Incidence of Autism and Intellectual Disability. PLoS Comput Biol 10(3): e1003518. doi:10.1371/journal.pcbi.1003518

Barbara A Cohn, Piera M Cirillo, Mary Beth Terry (2019) DDT and Breast Cancer: Prospective Study of Induction Time and Susceptibility Windows. Journal of the National Cancer Institute, Volume 111, Issue 8, August 2019, Pages 803–810, https://doi.org/10.1093/jnci/djy198

Leonardo Trasande (2016) Women's chemical exposure may cost Europe more than $1 billion. Journal of Clinical Endocrinology and Metabolism, online March 22, 2016.

Laura Birks, Maribel Casas, Ana M. Garcia, Jan Alexander, Henrique Barros, Anna Bergström, Jens Peter Bonde, Alex Burdorf, Nathalie Costet, Asta Danileviciute, Merete Eggesbø, Mariana F. Fernández, M. Carmen González-Galarzo, Regina Gražulevičienė, Wojciech Hanke, Vincent Jaddoe, Manolis Kogevinas, Inger Kull, Aitana Lertxundi, Vasiliki Melaki (2016) Occupational Exposure to Endocrine-Disrupting Chemicals and Birth Weight and Length of Gestation: A European Meta-Analysis. Environmental Health PerspectivesVol. 124, No. 11

John Meeker (2018) Phthalate exposure linked to preterm birth. Disponible en: https://news.umich.edu/phthalate-exposure-linked-to-preterm-birth/
Andrey Rzhetsky ,Steven C. Bagley,Kanix Wang,Christopher S. Lyttle,Edwin H. Cook Jr,Russ B. Altman,Robert D. Gibbons (2014) Environmental and State-Level Regulatory Factors Affect the Incidence of Autism and Intellectual Disability. Disponible en: https://journals.plos.org/ploscompbiol/article?id=10.1371/jour na l.pcbi.1003518

Mariana F. Fernández, Begoña Olmos, Nicolás Olea (2012) Exposición a disruptores endocrinos y alteraciones del tracto urogenital masculino (criptorquidia e hipospadias) Disponible en: https://www.scielosp.org/article/gs/2007.v21n6/500-514/

Ramsey J, Li Y, Arao Y, Naidu A, Coons LA, Diaz A, Korach KS (2019) Lavender Products Associated With Premature Thelarche and Prepubertal Gynecomastia: Case Reports and Endocrine-Disrupting Chemical Activities J Clin Endocrinol Metab. 2019 Nov 1;104(11):5393-5405.

European Society of Human Reproduction and Embryology (2010) Scientists develop the first model for investigating the origins of testicular cancer in humans. Disponible en: https://www.sciencedaily.com/releases/2010/08/100803200443.htm
Jaime Mendiola a, Jorge Ten a, Fernando Araico b, Carmen MartínOndarza b, Alberto M Torres-Cantero c, José M Moreno-Grau d, Stella Moreno-Grau d, Rafael Bernabeu (2007) Rev Int Androl. 2007;5:173-80

Sobre el autor:

Dr. Mario Vega Carbó

- Médico cubano graduado en 1994.
- Especialista en Endocrinología y Medicina Familiar.
- Máster en Longevidad y Ultrasonografista.
- Profesor de Fisiopatología Médica.
- Amante de hacer el bien, la familia y la naturaleza.

Otros libros

1. Un enfoque a la Endocrinología Natural
2. Alertas Endocrinas: Salvando vidas
3. ABC del Endocrinólogo, para el no especialista
4. Recetas de cocina de tu Endocrino
5. Donde reina hormona...cuentos breves
6. Mitos de los alimentos, visión del Endocrinólogo
7. S.O.S Tóxicos hormonales, verdades al desnudo
8. Vitamina D: ¿Una hormona omnipresente?
9. Hormonas, ejercicios y cuerpo fitness
10. Obesidad, Diabetes, Tiroides y S.O.P

¡Disponibles en 10 idiomas!

Redes sociales

 drvegaendocrino.com Dr. Mario Vega - Tu Endocrino Online

 @drvegaendocrino @drmariovegaendocrinologo

Sinopsis

Convivimos con ellos a diario, están presentes en el aire, en la tierra, en el agua, en los alimentos, en los productos de limpieza y de higiene personal. Estamos hablando de los disruptores endocrinos, sustancias químicas producidas por el hombre, que alteran la función del sistema endocrino y en consecuencia, los procesos de nuestro cuerpo regulados por las hormonas.

SOS Tóxicos hormonales, es otra de las obras del doctor Mario Vega Carbó, médico especialista en endocrinología, quien trae e esta oportunidad un texto orientado a educar sobre los riesgos derivados de la contaminación química del ambiente, con un lenguaje simple y claro para todo público.

El texto se divide en cuatro grandes secciones que explican las generalidades e informaciones básicas de los disruptores neuroendocrinos, su clasificación y composición, dónde se encuentran estas sustancias tóxicas, cómo interaccionan con el ambiente, y su repercusión en la salud de las personas.

El libro detalla las principales enfermedades y condiciones patológicas que tienen relación con los disruptores endocrinos, sustentando estas informaciones en resultados de estudios científicos realizados en prestigiosas universidades.

Le invitamos a disfrutar esta lectura y conocer más sobre las sustancias químicas a nuestro alrededor, su toxicidad, consecuencias y prevención.

Dedicatoria

A la salud de mi esposa Ethel Delfa Vado Osuna
A la salud de mis hijos, nietos y sus descendentes:
Liuba Lucía Vega Vado
Fidel Ernesto Vega Carbó
Mario Enrique Vega Carbó
Roció Vega Suarez
Por la salud actual y futura de la raza humana

www.ingramcontent.com/pod-product-compliance
Lightning Source LLC
Chambersburg PA
CBHW030641220526
45463CB00004B/1600